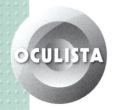 編集企画にあたって…

　スポーツ眼科は，米国で 1996 年に出版された「SPORTS OPHTHALMOLOGY」によって広く知られ始めました．この本は米国眼科医師の Bruce M. Zagelbaum が中心になって著され，眼科医師の視点からさまざまな競技における眼外傷の特性，眼を保護するアイプロテクターの重要性，眼外傷時の応急処置，視覚トレーニングにエビデンスがないことなどが述べられています．スポーツ眼科は，これらの内容に加えてアスリートがプレーするときに眼の安全を確保できる環境の整備，エビデンスのある検査による視機能の診断，最適なパフォーマンスが発揮できる視力の矯正，外傷後の視機能や競技能力の回復の手助けなども考えられます．したがって，この分野は眼の検査，眼外傷の予防や治療について詳しい眼科医師や視能訓練士とのかかわりは不可欠です．

　アスリートは，周囲の情報をさまざまな感覚器官から取り入れながら目的に合わせて競技をしています．そのとき眼は最も重要な情報収集器官であり，眼が良好な状態であればアスリートは質の高い情報を取り入れることができてプレーの精度は高くなりますが，眼が良好な状態でなければ情報の質は低くなりプレーの精度は低くなります．このように，アスリートにとって視覚の情報の入り口となる視機能は重要ですが，アスリートの視覚は視機能の側面だけでなく，認知機能，脳機能，運動機能，競技能力などを加味して総合的に分析する必要があると考えられます．したがって，今回は眼科医師だけでなく，過去に「日本スポーツ視覚研究会」で講演をされた眼科以外の先生方や，視覚障がいの選手をみられている先生方にも，それぞれの専門分野から執筆をお願いしました．日本スポーツ視覚研究会は 2004 年にスポーツと視覚のことを真摯に研究して正しい情報を世の中に発信することを目的として作られ，毎年 8 月にさまざまな分野の先生方を招いて研究会を開催しています（代表：前東京女子医科大学東医療センター眼科学教授　松原正男）．

　2020 年には我が国で夏季オリンピック・パラリンピックが開催されます．それに向かってアスリートへのアプローチが内科や整形外科だけでなく婦人科や歯科などの領域からも始まっていますが，眼科領域からのアプローチは少ないのが現状です．本書が眼科医師，視能訓練士の先生方にこの分野に興味を持っていただくきっかけになり，日々の診療のなかでアスリートを診察する助けになれば幸いです．そして，今後スポーツ眼科が我が国に定着して，多くの眼科医師や視能訓練士が積極的にこの分野に参加していただけるようになることを望みます．

2017 年 12 月

枝川　宏

スポーツ眼科 A to Z

編集企画／えだがわ眼科クリニック院長　枝川　宏

視機能

アスリートの視力と視力矯正について………………………枝川　宏　　1

静止視力は競技能力と関係があるので，静止視力を良くする視力矯正は重要である．選手の視力矯正は，矯正方法の特徴と競技種目の特性を知ったうえで判断すべきである．

スポーツ眼科を取り巻く問題点について………………………佐渡　一成　　8

スポーツと視覚については，不明な点があるだけでなく，多くの誤解も残っている．さらに医学的な根拠のない，誤った情報が溢れている深刻な状況である．

アスリートに視覚トレーニングは必要か？
—スポーツにおける視覚機能と運動学習について—………………原　直人　　12

小脳と頭頂葉は運動学習などの非陳述記憶すなわちトレーニングに重要な役割を果たす．実際の効果的な視覚-運動トレーニングは，この領域中心に行っていくことが重要である．

学校におけるスポーツとコンタクトレンズについて…………宇津見義一　　17

スポーツ眼外傷はアイプロテクターで90％予防可能．コンタクトレンズはスポーツに有用だが，眼障害があり適切な使用法を守りたい．眼鏡は種目により制限がある．

プロ野球選手の視機能………………………………………保科　幸次　　25

プロ野球選手研究で近視は38.5％，2種類の動体視力結果に有意義なものはなかった．裸眼視力の変動や，羞明愁訴のケースに眼科医からの適切な助言の必要性を感じている．

外傷と予防

スポーツにおける紫外線の影響について……………………初坂奈津子ほか　32

筆者らが行ってきた調査結果をもとに，屋外スポーツにおける眼の紫外線被曝の実態および小児期からの紫外線対策の重要性や対策方法を説明する．

学校におけるスポーツ眼外傷の実態と対策について…………宮浦　徹　　37

学校での眼障害は野球，サッカー，バドミントンでの受傷が多かった．これらを減らすためには，野球とバドミントンの保護眼鏡の開発，普及が求められる．

Monthly Book OCULISTA

編集主幹／村上 晶　高橋 浩

CONTENTS

No.58 / 2018.1 ◆目次

スポーツ眼外傷とその予防について………………………………枝川　宏　*44*

> スポーツ眼外傷は頻度も高く後遺症が多いので，眼の保護は重要である．スポーツ眼外傷から眼を守るには，スポーツ用保護眼鏡を使用することも考える．

スポーツ視覚心理学

眼球運動からみるスポーツ選手の知覚スキル………………………加藤　貴昭　*50*

> 「ボールから目を離さない」ように目を動かすことは難しいが，予期的な視線移動や周辺視を活用することで熟練者は高いパフォーマンスを発揮していると考えられている．

スポーツ選手の眼球運動の特徴…………………………………………山田　光穂　*56*

> スキルの高い人ほどシステマティックでロスのない視線の動きを行うことが知られている．そこでスポーツ選手の眼球運動について測定例を紹介する．

スポーツ選手における視覚運動制御……………………………………樋口　貴広　*63*

> 視覚ターゲットに対する巧みな運動制御という観点から，スポーツ選手における視覚的情報処理能力の卓越性にアプローチする．

視覚障害者スポーツ

視覚障がい者スポーツについて…………………………………………清水　朋美　*69*

> 2020年東京オリンピック・パラリンピックを控えた今，視覚障がい者スポーツの全容を解説し，眼科医療関係者がどのように関わっていけるのかを紹介する．

視覚障がい者のクラス分けについて……………………………………林　知茂ほか　*75*

> 国際クラス分けに必要な医学診断書(MDF)作成は，眼科医であれば誰でも記入することができる．本稿では，MDFを含めたクラス分け全体の概要について解説する．

- Key words index……………………………前付4
- Writers File………………………………前付6
- FAX専用注文書……………………………88
- バックナンバー 一覧………………………89
- MB OCULISTA 次号予告…………………90

「OCULISTA」とはイタリア語で眼科医を意味します．

KEY WORDS INDEX

和文

あ
アイガード・44
アイプロテクター・17
アスリート・1
医学診断書・75
オンラインの視覚入力・63

か
学習・12
学習の特殊性・63
過大広告・8
学校 CL 使用状況・17
眼科医・69
眼外傷・44
眼球運動・50
眼部紫外線被曝・32
競技スポーツ・69
クラス・75
クラス分け・75
クラス分け委員・75
瞼裂斑・32
誤解・8
国立スポーツ科学センター・1
コンタクトレンズ・17
コンタクトレンズ眼障害・17

さ
視覚運動制御・63
視覚障がい者スポーツ・69
視覚ターゲット・63
視覚の重要性・8
事故例検索データベース・37
自打球・37
視能訓練士・69
周辺視・50
熟達・50
生涯スポーツ・69
小脳・12
視力・1
視力矯正・1
スキャンパス・56
ステイタス・75

スポーツ・50
スポーツ眼外傷・37, 44
スポーツゴーグル・44
スポーツ選手の屈折・25
スポーツビジョン・25
スポーツ眼鏡・44
静止視力・1
前後方向動体視力・25
前庭動眼反射・56

た, な, は
知覚スキル・50
跳躍眼球運動・56
適正な情報・8
頭頂葉・12
頭部運動・56
トレーニング・12
日本スポーツ振興センター・37
パラリンピック・69
フィードフォワード制御・63
不明な点・8
プロ野球選手・25
保護眼鏡・37, 44

ま, や, ら
眼鏡・17, 32
野球・12
有効視野・56
UV カット機能付きコンタクトレンズ・32
横方向動体視力・25
ロービジョンケア・69

欧文

A, B, C
ambient vision・50
athlete・1
base ball・12
cerebellum・12
class・75
classification・75
classifier・75
CL-related disorders・17
competitive sports・69

contact lenses・17
contacting own batted balls・37

D, E, F
dynamic visual acuity・25
effective visual field・56
excessive advertising・8
expertise・50
eye guard・44
eye movements・50
eye protector・37
feedforward control・63

G, H, I
glasses・17, 32
head movement・56
IAMABS・37
importance of visual function・8
injury and accident mutual aid benefit system・37

J, K, L
Japan Institute of Sports Sciences・1
Japan Sport Council・37
JSC・37
kinetic visual acuity・25
learning・12
lifelong sports・69
low vision care・69

M, O
MDF・75
medical diagnostics form・75
misunderstanding・8
ocular trauma・44
ocular UV exposure・32
online visual inputs・63
ophthalmologist・69
orthoptist・69

P, R
paralympic・69
para-sports for visual impairment・69
parietal lobe・12

perceptual skill・50
pinguecula・32
professional baseball players・25
proper information・8, 12
protective eyewear・17, 44
refractive error of athletes・25

S, T
saccade・56
scan path・56
specificity of learning・63
sport vision・25

sports・50
sports eye trauma・37, 44
sports glasses・44
sports goggles・44
static vision・1
status・75
the school CL use situation・17
training・12

U, V
ultraviolet fluorescence photography・32

unknown points・8
UV-blocking contact lenses・32
UVFP・32
vestibulo-ocular reflex・56
visual acuity・1
visual correction・1
visual target・63
visuo-motor control・63
VOR・56

WRITERS FILE
(50音順)

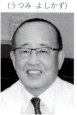

宇津見義一
（うつみ よしかず）

1978年	北里大学卒業 慶應義塾大学眼科入局
1986年	社会保険埼玉中央病院眼科，科長
1988年	済生会神奈川県病院眼科，医長
1990年	宇津見眼科医院，院長 慶應義塾大学眼科，非常勤講師
2000年	社団法人日本眼科医会，理事
2001年	北里大学眼科，非常勤講師
2002年	社団法人日本眼科医会，常任理事
2004年	国際医療福祉大学視機能療法学科，非常勤講師
2012年	日本コンタクトレンズ学会，理事
2014年	神奈川県眼科医会，副会長 横浜市眼科医会，会長

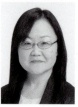

清水 朋美
（しみず ともみ）

1991年	愛媛大学卒業
1995年	横浜市立大学大学院医学研究科修了
1996年	米国ハーバード大学医学部スケペンス眼研究所留学
2001年	横浜市立大学眼科，助手
2005年	聖隷横浜病院眼科，主任医長
2009年	国立障害者リハビリテーションセンター病院第二診療部眼科，医長
2017年	同，第二診療部長

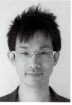

樋口 貴広
（ひぐち たかひろ）

1996年	東北大学文学部卒業
1998年	同大学文学部博士前期課程修了
2001年	同後期課程修了（博士（文学））
2003年	日本学術振興会特別研究員（PD）
2004年	ウォータールー大学（カナダ），博士客員研究員
2006年	首都大学東京人間健康科学研究科，助教
2008年	同，准教授
2015年	同，教授

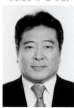

枝川 宏
（えだがわ ひろし）

1982年	北里大学卒業 同大学眼科入局
1989年	同大学大学院研究外科系専攻博士課程修了 医学博士
1990年	平野総合病院眼科 平成医療専門学院視能訓練学科長
1996年	えだがわ眼科クリニック開設
2000年	東京女子大東医療センター，非常勤講師
2001年	国立スポーツ科学センター，非常勤

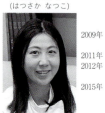

初坂奈津子
（はつさか なつこ）

2003年	金沢工業大学工学部卒業 同大学先端電子技術応用研究所，研究員
2009年	金沢医科大学眼科，助手
2011年	同，助教
2012年	同大学総合医学研究所，助教（兼任）
2015年	公益財団法人放射線影響研究所，非常勤研究員（兼任）

保科 幸次
（ほしな こうじ）

1991年	兵庫医科大学卒業
1992年	同大学眼科学教室入局
1999年	同，助手
2006年	ほしな眼科クリニック開設
2011年	兵庫医科大学夜間大学院修了 医学博士取得

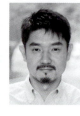

加藤 貴昭
（かとう たかあき）

1997年	慶應義塾大学卒業
1998～99年	MLB Chicago Cubs Baseball Club，所属選手
2003年	慶應義塾大学大学院博士課程修了 同大学総合政策学部，専任講師（有期）
2006年	同大学環境情報学部，専任講師
2012年	同，准教授

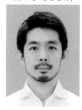

林 知茂
（はやし ともしげ）

2004年	東京医科大学卒業 同大学八王子医療センター，初期研修医
2006年	同大学病院眼科入局
2007年	国立国際医療研究センター病院眼科
2008年	東京医科大学病院，助教
2010年	医療法人立川メディカルセンター立川綜合病院眼科
2013年	国立障害者リハビリテーションセンター病院眼科
2017年	同，医長

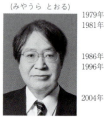

宮浦 徹
（みやうら とおる）

1977年	日本医科大学卒業 大阪大学眼科入局
1979年	大阪警察病院眼科
1981年	大阪船員保険病院眼科（現 大阪みなと中央病院）
1986年	宮浦眼科（吹田市）開設
1996年	日本体育学校健康センター災害共済給付審査会，委員
2004年	日本眼科医会，理事（学校保健担当）

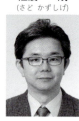

佐渡 一成
（さど かずしげ）

1986年	順天堂大学卒業
1988年	同大学眼科，助手
1993年	岩手県立磐井病院眼科，眼科長
1999年	順天堂大学眼科，講師
2000年	さど眼科（仙台市），院長 順天堂大学眼科，非常勤講師

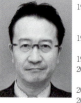

原 直人
（はら なおと）

1988年	北里大学卒業
1994年	同大学大学院医学研究科外科系修了
1995年	米国 Indiana 大学眼科学神経生理学部，研究員
1996年	米国 Johns Hopkins 大学神経内科学，研究員
1998年	東大和病院眼科，部長
2002年	神奈川歯科大学眼科学，助教授
2004年	同，教授
2014年	国際医療福祉大学保健医療学部視機能療法学科，教授

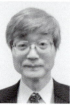

山田 光穂
（やまだ みつほ）

1978年	名古屋大学工学部電子工学科卒業
1980年	同大学大学院工学研究科博士前期修了 日本放送協会
1983年	同協会放送技術研究所
1989～93年	ATR 視聴覚機構研究所
2003年	東海大学電子情報学部情報科学科，教授
2007年	同大学情報通信学部情報メディア学科，教授

特集／スポーツ眼科 A to Z

視機能

アスリートの視力と視力矯正について

枝川　宏*

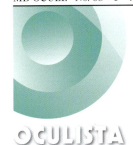

Key Words： 視力 (visual acuity)，視力矯正 (visual correction)，アスリート (athlete)，静止視力 (static vision)，国立スポーツ科学センター (Japan Institute of Sports Sciences)

Abstract：スポーツにおいて視力は重要である．さまざまな視力のなかで競技能力と関係すると考えられているのは静止視力だけである．したがって，競技能力が十分に発揮されていない選手の静止視力を適切に矯正すると，その選手の競技能力は十分に発揮される可能性がある．そのためには選手の視力矯正は重要であるが，視力矯正方法には長所と短所があることから，選手の競技種目の特性に合った方法を選択する必要がある．我が国のトップアスリートの視力を分析すると8割が1.0以上で，球技種目によって視力分布に特徴がみられた．視力矯正の方法はコンタクトレンズが最も多かったが，競技種目によっては眼鏡，LASIK，Ortho-K による視力矯正も行われていた．視力矯正方法の選択は競技特性によるものと考えられた．

はじめに

スポーツにおいて視力は重要である．スポーツと関連のある視力としては，静止視力 (static visual acuity：SVA)・前後方向の動体視力 (kinetic visual acuity：KVA)・左右方向の動体視力 (dynamic visual acuity：DVA)・深視力 (深径覚：depth perception：DP)・コントラスト感度などが挙げられている．しかし，現在のところ競技能力と関係があると考えられている視力は SVA だけで，KVA・DVA や DP やコントラスト感度が競技能力と関係するという確実なエビデンスは得られていない．

視力の重要性

1．トップアスリートの視力

国立スポーツ科学センター (Japan Institute of Sports Sciences：JISS) ではオリンピック・アジア大会・ワールドカップなどの日本代表や各種競技団体が推薦するトップレベルの選手のメディカルチェックを行っている．図1はこの施設で測定したトップアスリート 6,486 眼を視覚の観点から6つの競技群に分類した，それぞれの競技群における選手の SVA の結果である．SVA は 1.0 以上，0.9〜0.7，0.6〜0.3，0.3 未満と4段階に分類している．表1は6競技群の分類とそれぞれの競技群に含まれる競技種目を表している．標的群はライフル射撃・アーチェリーのように標的を見る種目，格闘技群は柔道・レスリングのように近距離で競技者と対する種目，球技群は野球・バレーボールのようにボールを扱う種目，体操群は体操・トランポリンなど回転運動を多く含む種目，スピード群はスキー・スケートなど競技者自身が高速で動く種目，その他群は陸上競技など視力が競技に重大な影響を与えにくい種目である．この結果からトップアスリートの SVA は約8割が 1.0 以上とほぼ良好だったが，競技群間での比較では

---

* Hiroshi EDAGAWA，〒153-0065　東京都目黒区中町 1-25-12 ロワイヤル目黒1階　医療法人社団慈眼白山会えだがわ眼科クリニック，院長

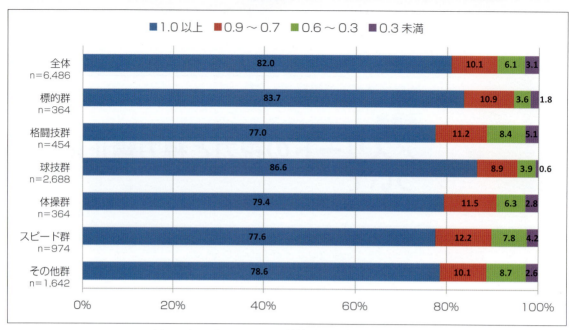

図 1．トップアスリートの競技群別視力（文献 1 より）
全体の約 8 割が視力 1.0 以上である．競技中に視力が良いのは球技群，悪いのは格闘技群である．

表 1．6 競技群の競技種目

1．	標的群種目 （標的を見ることが必要な種目）	8 種目（182 名）
		アーチェリー，ビリヤード，ボウリング，ライフル射撃，カーリング，バイアスロン，クレー射撃，近代五種
2．	格闘技群種目 （近距離で競技者と対する種目）	7 種目（227 名）
		剣道，柔道，テコンドー，フェンシング，ボクシング，レスリング，空手道
3．	球技群種目 （ボールを扱う必要のある種目）	19 種目（1,344 名）
		ゴルフ，サッカー，水球，スカッシュ，ソフトテニス，ソフトボール，卓球，テニス，バスケットボール，バドミントン，バレーボール，ハンドボール，ホッケー，ラグビー，アイスホッケー，野球，クリケット，ビーチバレー，セパタクロー
4．	体操群種目 （回転運動が多く含まれる種目）	7 種目（182 名）
		新体操，体操，ダンススポーツ，トランポリン，フィギュアスケート，飛び込み，シンクロナイズドスイミング
5．	スピード群種目 （道具を使用して高速で行う種目）	9 種目（487 名）
		自転車，スキー，スケート，スケルトン，スノーボード，ボブスレー，リュージュ，ローラースポーツ，カヌー
6．	その他群種目 （視力が重大な影響を与えにくい種目）	15 種目（821 名）
		競泳，ウエイトリフティング，セーリング，トライアスロン，武術太極拳，ボート，陸上競技，ドラゴンボート，馬術，山岳，エアロビクス，カバディ，囲碁，チェス，クロスカントリー

（n＝6,486）

SVA が 1.0 以上の者は標的群・球技群に多く，格闘技群・スピード群・体操群，その他群では少なかった．標的群・球技群に SVA の良かった者が多かったのは標的群が標的をしっかりと見る必要があること，球技群は不規則に動くボールや対象物に臨機応変に対応する必要があるためである．しかし，格闘技群は相手が近距離にいるために遠方を見る必要がないこと，体操群は動作があらかじめ決まっていること，スピード群はボールのような不規則に動く目標を見ることがないこと，そ

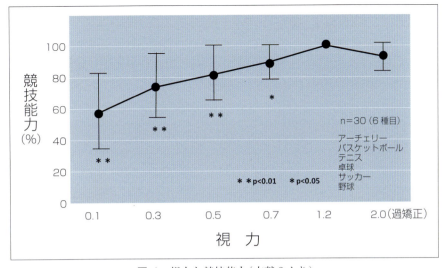

図 2. 視力と競技能力(文献 3 より)
視力の低下に伴って競技能力は低下する．視力は競技能力に影響を与える．

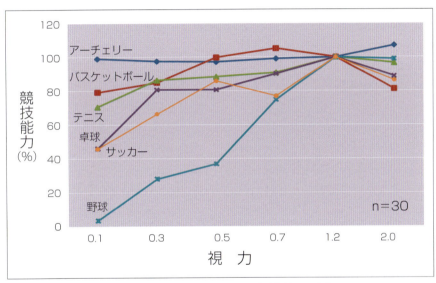

図 3. 種目別の視力と競技能力(文献 3 より)
競技種目によって視力の影響は異なる．

の他群は視力で試合が左右されるような種目が少ないことから，競技者自身が良い SVA は必要ないと考えている可能性がある．このように競技種目による SVA の分布の違いは，競技種目によって選手がプレーで必要と考える SVA が違っていたためではないかと考えられる[1]．

2. SVA と競技能力

SVA が競技能力に与える影響については，視力矯正下でプレーをしている水球選手のパフォーマンスは非矯正状態よりも良かったとする報告がある[2]．また，我々が以前に 6 種目(野球・サッカー・テニス・バスケットボール・卓球・アーチェリー)の運動部学生に SVA を変化させて競技能力を測定した結果では，図 2 のように SVA が低下すると競技能力は低下した．低下の割合は図 3 のように野球のような速い球を扱う種目では大きく，アーチェリーのような静止した物を見て同一の動作を繰り返すような競技では小さかった[3]．

競技レベルによる SVA を調べた報告では，プロ野球選手の SVA を，常時 1 軍にいる者，1 軍経験はあるが定着していない者，1 軍経験が全くない者と 3 つのレベルで比較したものがある．その

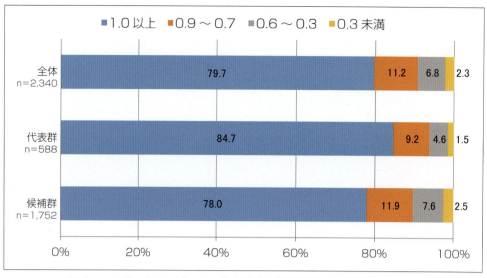

図 4. ロンドンオリンピックの代表選手と候補選手の視力(文献 5 より)
全体の約 8 割が視力 1.0 以上で,代表選手に視力の良い者が多い.

結果では常時 1 軍にいる選手の SVA は,1 軍経験が全くない選手よりも良好だったと報告されている[4].その理由として,1 軍選手は 2 軍選手よりも視認能力が劣るナイターで試合をすることが多いので,1 軍選手のほうが視力への意識が高かったためとしている.また,我々がロンドンオリンピックの代表選手と候補選手の SVA を比較した結果では,図 4 のように代表選手に 1.0 以上の SVA の者が多かった[5].ロンドンオリンピック代表選手で SVA が良かった理由としては,代表選手は定期的に身体のメディカルチェックが行われるオリンピック強化選手に指定されていたことが挙げられる.そのため,代表選手は SVA を測定する機会も多くなり,視力を常に良い状態に保つように注意していたと考えられる.しかし,候補選手は強化指定選手ではないので,代表選手よりも SVA のチェックを受ける機会が少なく,代表選手ほど SVA を良い状態に保つ必要性を感じていなかったためではないかと考えられる.このように競技レベルによって SVA が違っていたのは,選手の競技レベルによるスポーツ環境が異なっていたためと考えられる.

視力の矯正方法

1. 視力矯正の重要性

SVA に影響する因子にはさまざまなものがある.特に屈折異常の影響は大きい.屈折矯正はわずかなずれでも眼優位性に影響して,コントラスト感度・調節反応・調節微動・眼球運動・視覚注意などが変化すると報告[6)7)]されている.したがって,選手の屈折矯正で大切な点は競技種目に適した矯正方法で,選手が持っている競技能力を十分に引き出せるように SVA を矯正することである.それらが最適ならば選手の脳に質の高い情報が送られて,選手の身体の動きの精度は良くなる.しかし,不適切な場合は選手の脳に質の低い情報しか送られないために,選手の身体の動きの精度が悪くなる.

右バッターボックスで内角の球が見えないとの主訴で来院されたプロ野球の選手の視力は右眼が裸眼で 1.2,左眼はコンタクトレンズ(以下,CL)矯正で 0.7 だった.左眼の CL を適切なものに変更したところ選手の視力は向上して,後にリーグの首位打者になった.また,試合で見にくさを自覚していなかったがコーチの勧めで来院されたプロ野球選手は,視力は両眼ともに 1.5 だったが,屈折異常が認められた.CL で視力矯正をすると両眼ともに視力は向上して,次の年のオープン戦で一時打率が 6 割を記録してレギュラーに定着した.このような選手は適切な屈折矯正をしたことで矯正前に十分に発揮されていなかった競技能力が,矯正後に十分に発揮できるようになったと考

表 2. 視力矯正方法の長所と短所（文献8より）

	眼鏡	コンタクトレンズ				屈折矯正手術		
		RGP	SCL	DSCL	OK	RK	PRK	LASIK
矯正精度	◎	◎	◎	◎	○	△	◎	◎
変更の容易さ	◎	◎	◎	◎	◎	×	×	×
乱視矯正	○	◎	○	○	◎	○	○	◎
視野の広さ	△	◎	◎	◎	◎	◎	◎	◎
曇りにくさ	×	○	○	○	○	◎	◎	◎
乾燥感の少なさ	◎	○	△	△	○	◎	◎	◎
取扱いの容易さ	◎	○	△	○	△	◎	◎	◎
外力への安全性	△	◎	◎	◎	◎	×	○	×

RGP：ガス透過性ハードレンズ　SCL：ソフトレンズ　DSCL：使い捨てソフトレンズ
OK：オルソケラトロジー
特に優れているものを◎，優れているもの○，ほどほどのもの△，欠点となるもの×

えられる．一般に SVA は 1.0 以上あれば日常生活では問題はないが，速く動く物を見る必要のある種目や視力が競技成績を左右するような種目では，プレーで最大限のパフォーマンスが発揮できる SVA が必要である．

したがって，視力検査で 1.0 以上の視力があっても見え方に不安を感じる選手，プレーのなかで見にくい選手，環境によって見え方が変化する選手は，屈折異常を調べる必要がある．

2．矯正方法の長所と短所

視力矯正方法には，眼鏡・CL・オルソケラトロジー（以下，Ortho-K）・角膜矯正手術（Laser in situ keratomileusis：LASIK）などがあって，それぞれの視力矯正方法には表2のような長所と短所がある[8]．眼鏡は取り扱いが簡単だが，視野が狭くなる，曇りやすいなどの欠点がある．CL は視力の変化に合わせて矯正度数を簡単に変更できるが，使用方法を誤ると眼を傷つけることがある．LASIK は眼鏡や CL がいらなくなるが，術後に近視の戻りがある，角膜の安全性が低くなる，まぶしさが増加するなどの欠点がある．Ortho-K は昼間に眼鏡や CL はいらなくなるが，ある程度以上の屈折度数では矯正効果が低い，効果に個人差があるなどの欠点がある．

3．トップアスリートの視力と屈折矯正

JISS で測定したトップアスリート 6,486 眼の視力矯正の割合は約 4 割で，矯正方法の約 9 割は CL だった．CL の種類は使い捨てレンズ（DCL）が約 9 割で，1dayDCL と 2weekDCL が半数ずつだった．競技群別の屈折矯正方法は図5のように CL がすべての競技群で最も多かったが，CL 以外の矯正方法では，眼鏡の使用は標的群で，LASIK はスピード群で，Ortho-K は格闘技群で多かった．眼鏡の使用が標的群に多かったのは標的を注視する際に瞬きが減少して角膜が乾燥しやすいことから CL が使用しにくいことや，標的を狙う眼だけ視力を矯正することが容易なためである．LASIK がスピード群に多かったのは選手の角結膜が競技中に風で乾燥することや，冬季競技の競技環境が乾燥していて CL が使いにくいためである．また，Ortho-K が格闘技群で多かったのは視力矯正用具を使用できないボクシングのような種目が含まれることや，LASIK では接触時に眼球が損傷する恐れがあるためである．

このように，選手の多くは競技の特性に応じた視力矯正方法を選択していたが，一部の選手では不適切な矯正方法を選択していた．より適切な矯正方法を選択するには，競技特性から矯正方法を考える必要がある．例えば，Ortho-K は競技中に視力矯正用具を使用しなくて済むことから水中で行う水球や飛び込みなどの種目，また視力矯正用具が使用できない格闘技種目などに適応があると考えられる．球技ではスポーツ眼鏡を用いればボールによる眼外傷を防ぐことができる．LASIK は近視の戻り・不正乱視・まぶしさの増加などが起こる可能性があることから，精密で安定し

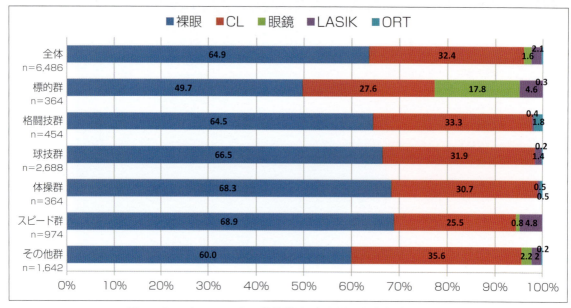

図 5. トップアスリートの競技群別の視力矯正方法(文献 1 より)
全体の 35.1%が屈折矯正をしており,矯正の割合が最も多いのが標的群で,少ないのはその他群だった.すべての競技群で CL 矯正が多いが,眼鏡による矯正は標的群に多く,LASIK は標的群とスピード群に多く,Ortho-K は格闘技群に多い.

た視力を必要とする競技には不向きと考えられる.また,角膜が薄くなることで眼を直接打撲する可能性のある競技にも不向きである.したがって,眼科医は選手の競技特性を知ったうえで,選手に最適な矯正方法を推薦する必要がある.

おわりに

視力はスポーツにとって最も大切な視機能である.選手のなかには日常生活で不便を感じていない視力であっても,競技では不十分な視力であるために競技能力が発揮できていない選手がいる.このような選手は視力を向上させると対象物を正確に捉えることができる.その結果として選手は精度の高い運動ができるようになり,競技能力を十分に発揮することができると考えられる.

最近は視機能検査の評価だけで選手の競技能力が判断できるとの考え方や,視機能のトレーニングで競技能力を向上させられるとの考え方がスポーツ界で広がっている.しかし,競技能力は視機能以外にも運動能力・経験・競技スキル・メンタル・判断能力・認知能力・戦術・戦略などのさまざまな要素が関与していることを考えると,視機能の評価だけで競技能力の判断ができないだけでなく,視機能のトレーニングで競技能力を向上させられるとは考えられない.また,視機能検査の評価だけで競技能力が判断できるとの考え方は,視機能が優れているとはいえない子どもたちから将来すばらしい選手になれるチャンスを奪う可能性がある.筆者が診察した選手の中には片眼が弱視でありながらプロ野球やテニスで活躍した選手がいる.このような選手は通常よりも劣っている視機能をそれ以外のさまざまな要素で補うことができたために,すばらしい成績をあげられたと考えられる.スポーツにとって視機能は重要だが,視機能の結果だけで競技能力の評価をしてはならない.

文　献

1) 枝川　宏,川原　貴,小松　裕ほか:トップアスリートの視力(II).あたらしい眼科,32(9):1363-1367, 2015.
   Summary　トップアスリート 6,486 眼の視力と視力矯正方法がわかる報告.
2) 小森康加,望月康司,榎本　至ほか:水球競技における視力矯正が競技パフォーマンスに与える影響.トレーニング科学,22(4):313-320, 2010.
3) 枝川　宏ほか:スポーツ選手における視力と競技

能力.日コレ誌,**37**:34-37,1995.
4) 保科幸次,田上雄一,三村 治ほか:日本のプロ野球選手の視力と利き目.臨床スポーツ医学,**32**(12):1172-1175,2015.
5) 枝川 宏,川原 貴,奥脇 透ほか:ロンドンオリンピックの代表選手と候補選手の視力と視力矯正方法について.あたらしい眼科,**34**(6):903-908,2017.
 Summary 代表選手は候補選手よりも視力が良いことがわかる報告.
6) 魚里 博,中山奈々美,川守田拓志ほか:屈折矯正状態が眼優位性に及ぼす影響.日眼会誌,**111**:168,2007.
7) 半田知也,魚里 博:眼優位性検査法とその臨床応用.視覚の科学,**27**(3):50-53,2006.
8) 佐渡一成:スポーツにおける視力矯正.あたらしい眼科,**18**(8):893-897,2001.

特集/スポーツ眼科 A to Z

視機能

スポーツ眼科を取り巻く問題点について

佐渡一成*

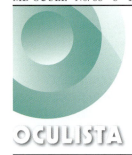

Key Words: 視覚の重要性 (importance of visual function), 不明な点 (unknown points), 誤解 (misunderstanding), 過大広告 (excessive advertising), 適正な情報 (proper information)

Abstract：スポーツにおける視覚の重要さは繰り返すまでもないが,「ものを見る」「動きを捉える」ためには脳のどこが, どのように働いているのか？ 情報はどのように解析・伝達されて体の動きにつながるのかなどについては, まだ不明な点があるだけでなく, 多くの誤解も残っている. 誤解を解決しておくことは, すぐにも可能で重要なことである. さらに医学的な根拠のない, 誤った情報が溢れている深刻な状況である. 利益が絡んでくると, 意図的に誤った知見を正しいもののように見せかけ続ける場合もあるので特に注意が必要である.「誤解や誤った情報」を放置しておくことは, アスリートに無駄な時間, 経費を強いるばかりか, 眼の負担を増していることすらある. 過大・過剰な広告や偏った情報は排除され, 適正な情報が適切に提供される必要がある. 眼科医療従事者は, 科学的根拠が明らかな最新のデータを入手・理解して, 適正な方法で提供しなければならない.

はじめに

2020年の東京オリンピック, パラリンピック, 2019年のラグビーワールドカップなど, 最近特にスポーツへの関心が高まっている. スポーツにおける視覚の重要さは繰り返すまでもないが,「ものを見る」「動きを捉える」ためには脳のどこが, どのように働いているのか？ どのように解析され, 体の動きにつながるためには情報がどのように伝達されていくのかなどについては, まだ不明な点があるだけでなく, 多くの誤解も残っている. 不明な点は解明を待つしかないが, 正しい進歩のために誤解を解決しておくことは難しいことではなく, すぐにも可能で, 極めて重要なことである. 特に最近は「スポーツと視覚に関する誤った情報や誤解」を目にすることが多くなり, これらをそのままにしておくことは, アスリートに無駄な時間, 経費を強いるばかりか, 場合によっては眼の負担を増していることすらあると懸念を強めていたので, 今回, スポーツ眼科を取り巻く問題点について解説する.

昔の常識は現代の非常識

筆者自身, 高校生くらいまではうさぎ跳び(図1)を行い, 練習中の水分補給(図2)は許されていなかった. 現在, うさぎ跳びや水分補給の禁止を続けているスポーツ指導者はいないと思われる. また, 大学時代は脳震盪を起こしても競技を続け, 途中から試合中の記憶がないことを翌日チームメイトに話していた. 今思うと背筋が寒くなるが, 当時このような経験は一般的であった. このように昔の常識には現代の非常識となっているものも多く, 中には危険を伴うものさえある.

---

* Kazushige SADO, 〒980-0021 仙台市青葉区中央2-4-11 水晶堂ビル2階 さど眼科, 院長

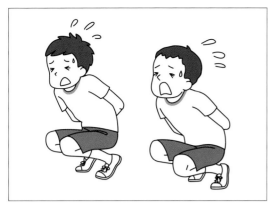
図 1. うさぎ跳び

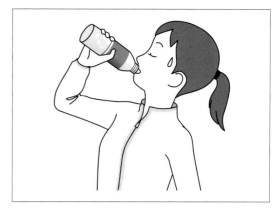
図 2. 水分補給

医学的な根拠のない誤った情報

巷には「がんは放っておいても治る」などといった，明らかに医学的な根拠がなく，誤った情報が溢れている．サメのエキスやグルコサミンなどもその例であるが，問題は眼科，整形外科に限らず深刻である．これら医学的な根拠がなく誤った情報と共に流通している商品の経済規模が莫大であるため，医師などの専門家の言葉よりテレビなどの広告を信じてしまう傾向があることは残念である．利益が絡んでくると，意図的に誤った知見を正しいもののように見せかけ続ける場合もあり得るので特に注意が必要である．

1．小数視力では比較できない

現在私たちが国内で耳にする視力は，ほとんどが小数視力である．小数視力は最小分離閾の視角の逆数を小数で示したもので，国際的な標準視力表示方式である．しかし，小数視力は視角に反比例する数値であるため，「0.9 から 1.0 の間」と「0.1 から 0.2 の間」は，視力表では共に 1 段階 0.1 の差であるが，実質的には前者は約 10%，後者では 100% の差があり，視力表の視標間が等間隔ではないため，小数視力のままでは比較・統計処理ができない．

視力表の視標の段階を等間隔にし，視力値を統計処理できるようにするためには，最小分離閾の視角を常用対数にした国際的な視力の単位「logMAR」が必要である．視力の評価は小数ではなく対数でとることが正しいことは専門家の間では 1960 年代から認識されていたにもかかわらず，動体視力を含めて小数視力で何らかの比較を行っているものはその時点で科学的には信頼できない．

2．いわゆる「スポーツビジョン」にエビデンスはない

スポーツにおける視機能，いわゆる「スポーツビジョン」はスポーツ関係者の間では有名であるが，眼科や視覚の専門分野での論文はなく，客観的な評価やエビデンスが未だにない．「スポーツビジョン」を鍛えることはできないことは視覚研究者の間ではよく知られていることであるが，「鍛えることができる」と謳う書籍や，そのトレーニングのためとする高額な機器が販売されている実態がある．

正しい情報が届きにくい理由

1．古い論文が残っている弊害

スポーツと視覚に関する研究がアメリカで始まったのは 1930 年代，我が国では 1986 年といわれている．脳科学をはじめとする関連分野の近年の知見の蓄積によって，以前は正しいと信じられていたことが間違っていたということが少なくない．しかし，以前の誤った論文や書籍は消えずに残っている．筆者自身が関わった論文や書籍にも「今では」正しくない部分がある．それでもほとんどの場合，過去の誤りに気づいていれば参考にされることはなくなるが，誤った知見の上にデータを積み続けているものを見かけることがある．

例えば，前後方向の動体視力（KVA）を測定するとされている器械は，「50 m 先から時速 30（20〜60）km のスピードで見かけ上近づいてくる

ランドルト環の切れている方向がわかったらボタンを押して方向を答える」ものである．「ランドルト環の切れている方向がわかって」から「ボタンを押す」までの反応時間によっても測定値に影響が出るが，近づいてくるランドルト環は光学的に似せたものである．言い換えると，ランドルト環が器械の中で徐々に大きくなってきているだけである．筆者が知る限り，大脳で「実際に近づいてくるものを判断する部位」と「大きさの変化を判断する部位」が同じであるという根拠はない．つまり，KVAとされてきたデータは，測定したいものを測定していないのである（念押しになるが，仮に時速60 kmのKVAが測定できたとしても，その結果をもって150 km/h以上のスピードボールを打つことが求められる野球の打撃能力との関連を論じることはできないと考えるのが妥当である）．

前提が誤っていれば，いかに多くのデータを積み上げても，当然ながら正しい結論は得られない．

2．メディアによって誤った認識が広まる危険性

最近も「動体視力を鍛えれば一流選手になれる」とする新聞や雑誌の記事があった．動体視力が鍛えられるというエビデンスはないにもかかわらず，世間に大きな影響を与えるメディアがそのような報道をするのは問題があると言わざるを得ない．

専門的な評価に耐えられる「スポーツと視覚」に関する研究のために

スポーツ医学にかかわる学会は関連分野が広いために，専門家個々にとっては「自分たちの限られた守備範囲以外の領域のことはわからない」のが現状である．このため，素晴らしい発表も多いが，エビデンスのない商業目的の発表も紛れ込みやすく，心ある眼科医がこのような発表に触れてしまうと，その学会を相手にしなくなるという悪循環に陥ってしまう危険がある．

このような現状に歯止めをかけるために，かねてより筆者らは学会に働きかけを続けてきた．その結果，「スポーツと視覚」にかかわる講演が行われる際には眼科分野の医師が中心となって，より科学的な検討を行うという流れがやっとできつつある．

明確に意識していない臨床面の事項

1．視力矯正の重要性と競技種目や環境によって選択される矯正方法が異なること

外界の情報の約8割は視覚を通して得られるといわれている．8割という根拠が適切かどうかはともかく，「良く見えたほうが有利である」ことに疑いはない．また，裸眼視力が良好であっても遠視や乱視の場合は矯正が望ましいことが少なくないが，この点に注意を払っているアスリートはいまだにごく少数である．さらに，競技種目や環境によって選択しうる矯正方法が異なっていることもあまり知られていない．言い換えると，ソフトコンタクトレンズが望ましい競技，ソフトコンタクトレンズ以外では困難な競技，ゴルフのように比較的矯正方法を選ばない競技やボクシングのように裸眼視力良好が有利な競技があるということである．以前，体育学部の大学生にアンケートを行った結果[1]，ソフトコンタクトが望ましい競技としては，バスケットボール，ライフセービング，体操，水泳，バドミントン，剣道，飛び込みなどがあり，柔道，サッカー，ハンドボール，ラグビー，バレーボール，水球では，対象の100%がソフトコンタクトを選択していたことから，ソフトコンタクト以外では困難な競技であることがわかった．

2．眼外傷の予防と受傷後の対応の重要性

健常な角膜は透明であり，炎症によって生じた混濁は炎症が治まっても残るし，網膜や視神経は脳の一部・神経組織であるので，一度損傷すると機能の回復は困難である．スポーツに伴う外傷の中で，眼外傷は頻度が高いことに加え，機能障害を残すことが多いことに注意が必要である．さらに，日常生活には支障のない程度の機能障害でもアスリートには致命的な影響を与えることがある．

症例1：30歳代のプロ野球選手．2013年9月，打球を顔面に受け負傷退場，診断は右頬骨骨折で

あった．翌日に当院受診し，右眼瞼腫脹・皮下出血を認めたが，視力，眼圧には異常なし．右眼底に網膜振盪を認め，眼球運動も右眼の上転がやや制限されていたが，1週間後には網膜振盪も消失し，眼球運動も正常であった．その後，ポストシーズンに入り，フェイスガード（図3）を装着しながら登板し好救援，勝利に貢献した．

症例2：30歳代のプロ野球選手．2011年6月，練習中にボールで右頬部を強打．当日，球場所在地の脳外科を受診し，右頬骨骨折および眼窩底骨折と診断され，翌日に眼科を受診．当院受診前に受診した医療機関のすべてで診断も「積極的な治療は必要ないという判断」も同じだったため経過を観察していたが，「通常は避けないようなコースのボールでも大きく避けてしまう」と，受傷3か月後に当院を受診した．視力，眼圧，眼底所見は，すべて正常．ただし，眼球運動時の複視の有無を調べる簡単な検査でも，両眼で右上と右を見たときに軽度ながら明らかに複視が認められた．複視は軽度なので通常の生活では問題にならないが，プロ野球選手としては選手生命にかかわる状態だと判断し，東京女子医科大学東医療センター眼科の松原正男教授に精査を依頼した．結果，今回受傷した右眼だけでなく両眼の眼球運動障害であることが明らかになった．それまでは本人も忘れていたが，2005年に左眼窩底骨折を生じていたことを思い出し，これまでは代償されていた過去の左眼窩底骨折による眼球運動障害が，今回の右眼窩底骨折によって「複視」として顕在化したとの診断で，症状の改善は困難との返事であった．その後，東京女子医科大学東医療センターでの診断結果を正確に伝えた結果，程なく現役引退となった．

これらの経験から，各地を転戦しているアスリートに対し，適切な診断・治療を行うためには，複数の医療機関からの情報を1か所で管理できる体制が望ましい．少なくとも症例2は1回目の骨折後に「アイガードあるいはフェイスガード」といった防具を装用していれば今回の悲劇は避けることができた．十分な診断や治療はもちろん，予

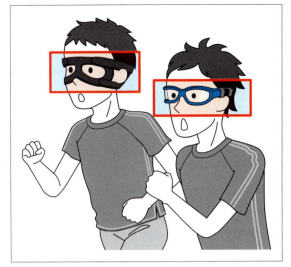

図 3．フェイスガード

防対策や受傷後の対応にも継続して配慮がなされる体制について再検討が必要である．

まとめ

スポーツ医学は，対象となる医学分野（整形外科，脳外科，内科，婦人科，歯科など）が非常に広く，専門家個々の守備範囲を大きく超えているため，情報は玉石混交であり，エビデンスがないものや商業目的の情報が紛れ込みやすい．そして，一度刷り込まれてしまうと，これらの誤った情報を排除することが容易ではない領域である．

間違っている情報や過大な広告は排除され，適正な情報が適切に提供される必要がある．眼科医療従事者は科学的根拠が明らかな最新のデータを入手・理解して，アスリートや指導者だけでなく一般の方にも正しい情報を積極的に伝えること，また，彼らを誤った情報から守ることが責務である．

文　献

1) 佐渡一成，金井　淳，高橋俊哉：スポーツ眼科へのアプローチ―スポーツ現場における視力矯正法選択の現状―．臨スポーツ医，**12**：1141-1147，1995．
2) 佐渡一成：眼科臨床医から見た「スポーツと眼科の関係」と「視覚研究の現状」．臨スポーツ医，**32**：1124-1127，2015．

特集／スポーツ眼科 A to Z

視機能

アスリートに視覚トレーニングは必要か？
―スポーツにおける視覚機能と運動学習について―

原　直人*

Key Words : 学習 (learning)，トレーニング (training)，頭頂葉 (parietal lobe)，小脳 (cerebellum)，野球 (base ball)

Abstract : 我々ヒトの筋の性能は，良くないため速い動きができず，またヒトの身体は自身での制御が極めて難しい「非線形」の性質を持つことから，筋トレだけでは効果が乏しい．速い運動をするためには，脳内プログラムの作成が重要である．視覚–運動トレーニングには，視覚情報に加えて視覚以外の関節，筋からくる接触感をはじめとした信号も同時に受けて高次な認知的な役割をもっている小脳と頭頂葉を考慮した運動学習・トレーニングを行うことが重要である．

はじめに

スポーツビジョン™を鍛えるとパフォーマンスの向上があるとした報告は多く[1]，トレーニング効果が結果から評価されている．この視覚トレーニングとは何であろうか？ 衝動性眼球運動の速度を上げることはあるトレーニングにより可能である[2]が，アスリートにとっては微々たるものである．また，トレーニングにより「ボールの縫い目が見える」「ボールが止まって見える」とアスリートは言うが，網膜中心窩で捉え続ける滑動性眼球運動の速度制限がある視覚特性から不可能である[3]．スポーツにおいて勝利するためにはトレーニングは必須であろうが，眼球運動を鍛え視力を向上させるとするビジョントレーニングは，アスリートにはどれほど必要なのであろうか．一般的なトレーニングと比較してどの程度効果的なのか，ビジョントレーニングの有効性は以前から疑問視されていた[4]．では効果的なトレーニングとはどのようなものであろうか．

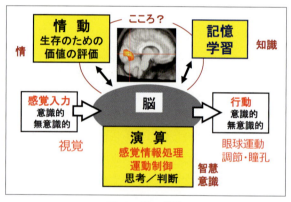

図 1. 脳の機能

ヒトは脳を最大限に使って生きている．脳は外界からの入力の計算処理を行う．ほとんどの場合は記憶に蓄えられた過去の経験を参照して結論を出す．これにより，膨大な計算を省略し，迅速な処理を可能としている（図1）．バッターの好き・嫌いや，楽しい・不安などの情動が大きく影響する．直列的な逐次計算による決断を避けて，球種の予測と反射的なバットコントロールに置き換えている．

本稿では，トレーニングと脳内プログラムについて解説し，視覚生理学的な知見を述べたうえで

---

* Naoto HARA, 〒324-8501　大田原市北金丸 2600-1　国際医療福祉大学保健医療学部視機能療法学科，教授／国際医療福祉大学病院眼科

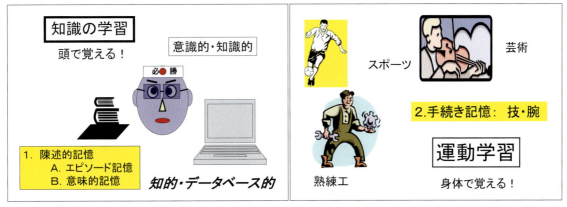

図 2.

視覚-運動トレーニングにおける重要な神経機構について解説する.

トレーニングと学習

我々ヒトの身体の筋の性能は,あまり良くないため速い動きができず,自身での制御が極めて難しい「非線形」の性質を持つ.線形とは,1+1=2と四則演算で答えが得られるということで,非線形とは1+1=4となったり不連続で解が得られたりと,予測が極めて困難な状態なことをいう.アスリートといえども,遅く非線形なヒトの身体を使って速く正確な行動・運動を行うためには"学習により形成された脳内プログラム"を使用することが求められる.この脳内プログラムは,生後の学習すなわちトレーニングにより形成される.トレーニングには筋力を鍛えることが必要とされるもの,予測の正確性を鍛えるようなもの,また運動の手順を意識的・知識的に覚える学習(図2-a)と,練習の繰り返しによって運動の手順を滑らかに素早くかつ正確に行えるようになるスキル学習(図2-b)とに分けられる.非陳述記憶は,繰り返し練習すなわちトレーニングが必要であるが,一度形成されるとなかなか失われない.

このような手続き学習の一例として赤んぼうの歩行獲得を例に挙げる(図3).よちよち歩きの初期では意識して運動の手順を覚える認知段階を経て,いろいろと考えバランスを操作しながら歩行運動がある程度できるようになる.でこぼこ道や坂道を歩く場合には,固定した脳内中枢プログラムだけでは,環境に適応した円滑な歩行運動ができず倒れてしまう.地面からの接触情報や身体の傾き感など,足からくる神経情報が中枢プログラムにフィードバックにより働きかけてスキルを習得し,動作の修正により無意識に円滑な歩行が可能となる(自動化段階).このように歩行学習により脳内プログラムが生成され,大人の慣れた動きができるようになる.一方,アスリートの運動パターンもトレーニングにより作成されたプログラムによって有効な効果が生まれ,反射により可変される.これらはヒトが環境に適応するために不可欠な脳の学習・順応に基づくものである.

脳内プログラムの構築に関与した脳領域

実際に,広い球場(3次元空間)で投手の投げた高速のボールをスイング中のバットコントロールでヒットさせるには,どのような視覚認知機能が必要なのであろうか(図3).これには,以下の2つの機能が挙げられる.

(1)運動視:対象の動きの知覚,対象の位置の連続的な移動の知覚を示す.

(2)空間認知:奥行き感や立体視を示す.

空間認知は奥行き距離により異なり,奥行き距離には以下の2つがある.

①手の届く範囲(grasping distance):Peri-personal spaceと呼ばれ,両眼視機能を必要とする.

②さらに広い範囲での奥行き感:walking distance.

①と②の奥行きの情報を処理する神経細胞の活動は異なっている.

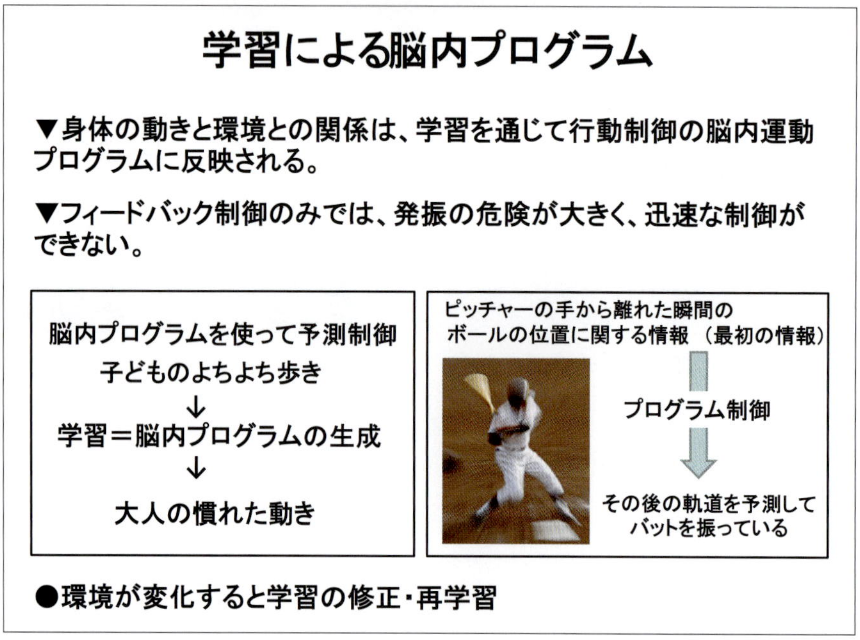

学習による脳内プログラム

▼身体の動きと環境との関係は、学習を通じて行動制御の脳内運動プログラムに反映される。

▼フィードバック制御のみでは、発振の危険が大きく、迅速な制御ができない。

脳内プログラムを使って予測制御
子どものよちよち歩き
↓
学習＝脳内プログラムの生成
↓
大人の慣れた動き

ピッチャーの手から離れた瞬間のボールの位置に関する情報（最初の情報）

プログラム制御

その後の軌道を予測してバットを振っている

●環境が変化すると学習の修正・再学習

図 3.
我々ヒトの身体は，速い動きができないうえ，非線形の性質を持つため制御が簡単ではない．迅速で正確な運動を行うためには，脳内プログラムを活用した予測的制御が必要となる．脳内プログラムは生後の学習により形成される．これは子どもが歩くことを学習する際に見ることができる．

大脳における空間・運動視-身体との協調

ヒトが視覚的に外界を捉えるとき「なに」が「どこ」にあるかを知ることが大切である．これらの視覚情報は，脳内情報処理過程で空間視と呼ばれ，大脳皮質の背側領域で行われる．空間視には，静的な空間的位置の視覚すなわち立体視と，空間的な位置の移動としての運動視がある．高速で近づいてくるボールの打撃を例にとると，高速な環境変化の中でボールの将来の位置や自身の位置の変化を予測し，ボールの動きの方向やスピードの知覚・認知，近づいてくるボールに対するスイング直前の位置予測などに重要な役割を果たす脳領域であろうと思われる．第一次視覚野(V1)では，方位(傾き)の選択性のみでなく動く視覚刺激の方向や速度によっても活動レベルを変えており，この領域で最初に動きの知覚がなされている．頭頂葉にある視覚野である MT 野(第五次視覚野：V5)の細胞の多くが，動く光刺激に反応する．また，視野内の空間により広い領域から情報を集めることで，より速い動きの情報を抽出できる特性を持っている[5)6)]．刺激パターンの回転，拡大，縮小など複雑な動きに対し，選択的に細胞が現れる．このような複雑な物体像の動きに対する反応は，接近する物体や遠ざかる物体の知覚に関与し，また自分自身の運動によって起こる環境の相対的な動きの検出にも役立つ．外側頭頂間野(LIP野)は，視野の特定の位置に提示された視覚刺激に応答する．その応答は行動と密接に関係している．行動課題に依存して視覚的に与えられた特定の位置に関連した LIP 神経活動は，ターゲット(ボール)に対する運動の準備や，ターゲット(ボール)に対する選択的注意，意思決定などに関係している[7)]．大脳皮質連合野は感覚野，あるいは低次の連合野から入力を受けて，高次の処理を行ったうえで，さらに別の連合野に入力して高度な情報処理を行っている．

腹側頭頂間野(VIP野)は，視覚野と手足・関節からの情報など身体感覚情報を処理している一次体性感覚野の間に存在し，その両方から入力を受けていて物理的な位置と視覚情報の両者に必要な処理に関わっている．例えばドアノブを正しく握

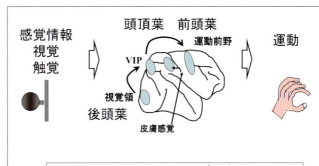

図 4.
Pre-shaping には，頭頂葉が重要な働きをする．頭頂葉 LIP 野では，視覚情報と皮膚感覚情報が集まり，自分の周囲環境の情報を集約し，うまく運動プログラムに取り入れ，感覚情報と運動の実行指令をうまくすり合わせる．処理された情報が前頭葉の運動領域に伝えられ，この運動が組織されると考えられている．

り，回してドアを開くには，手を伸ばしながら適切に手のひらをドアノブに添った形に変える pre-shaping を行っている(図 4)．ほとんど無意識に行う動作であるものの脳の中では複雑な処理をしている．このように VIP 野周辺では，手足・関節からの情報などの身体感覚と，視覚という異質な情報とを統合してうまく処理していると考えられている．

小脳とバットコントロールとの関係

目標物に向かって手を伸ばすとき，手の軌道は無限にあるにもかかわらず最適な軌道を選択する．ボールを打つという"結果"からどの筋肉を，どのタイミングで，どれだけ動かせばよいかを決める"逆"モデルが必要となる[8]．このモデルの構築には小脳が大きな役割を果たしている．小脳の主要な機能は，①滑らかな随意運動の調節，②身体の平衡を保つ，である．脳卒中や外傷，小脳変性症，アルコール中毒などにより小脳に障害が生じると，これらの滑らかさが失われ，手の動きや眼球運動の過不足など(dysmetria)を繰り返すようになる[8]．

小脳は「内部モデルの教師あり学習」に関与していると考えられている．「教師あり学習」とは，いくつかの例題とその答えを提示すると，いずれ答えの提示がなくてもうまく問題が解けるようになる機械学習のアルゴリズムのことを示す．腕到達運動では，標的位置を視覚的に捉える(入力)ことにより，脊髄や筋に向かう運動指令が出て，手を伸ばした到達位置として出力される．到達位置，標的位置そして両者の相対的位置などの視覚情報が得られれば，そこからの誤差情報を用いてより正確なものに修正でき学習することが可能である．例えば，はじめはマウスとカーソルの位置を合わせられないが，次第に自分の手先のようにマウスを使ってカーソルを到達させることが可能となる．あるいは初めてバットを振ったときは思ったようにボールを打ち返せないものの，何度かトライしているうちにうまく打ち返せるようになり，特に意識しなくても飛んできたボールを自然に打ち返せるようにバットコントロールができるようになる[8]．小脳は，自分自身や外界を含めたさまざまなモデルを構築し，保持し，必要に応じて入力を変換して返せるような器官である．これはスポーツトレーニングにとって大切である．

まとめ

小脳と頭頂葉は運動学習などの非陳述記憶，すなわちトレーニングに重要な役割を果たす．この階層の領域は，視覚情報以外の接触感をはじめとした信号も同時に受けていて，より高次な認知的な役割をもっている領域である．これらの領域を考慮して実際の効果的な視覚-運動トレーニングを行っていくことが重要と考えている．

文献

1) 石垣尚男：スポーツビジョンのトレーニング効果．愛知工業大学研究報告，37B(1976-2007)．
2) Schalén L：Quantification of tracking eye movements in normal subjects. Acta Otolaryngol, **90**：

404-413, 1980.
3) Adair RK：The Physics of Baseball(3rd Edition), Revised, Updated, and Expanded, Harper Perennial, New York, 2000.
4) Stein R, Squires G, Pashby T, et al：Can vision training improve athletic performance? Can J Ophthalmol, **24**：105-107, 1989.
5) Mikami A, Newsome WT, Wurtz RH：Motion selectivity in macaque visual cortex. I. Mechanisms of direction and speed selectivity in extrastriate area MT. J Neurophysiol, **55**(6)：1308-1327, 1986.
6) Newsome WT, Wurtz RH, Dürsteler MR, et al：Deficits in visual motion processing following ibotenic acid lesions of the middle temporal visual area of the macaque monkey. J Neurosci, **5**(3)：825-840, 1985.
7) Carol CL, Goldberg ME：Space and attention in parietal cortex. Annu Rev Neurosci, **22**：319-349, 1999.
8) 伊藤正男：小脳と運動調節．新医科学体系，**7**：273-283，1995.

特集/スポーツ眼科 A to Z

視機能
学校におけるスポーツとコンタクトレンズについて

宇津見義一*

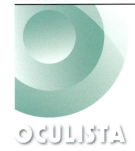

Key Words : コンタクトレンズ(contact lenses), 眼鏡(glasses), アイプロテクター(protective eyewear), コンタクトレンズ眼障害(CL-related disorders), 学校 CL 使用状況(the school CL use situation)

Abstract : 2004 年, 米国眼科学会と米国小児科学会はスポーツ眼外傷の 90%はアイプロテクターで予防可能であり, その使用を強く推奨している. アイプロテクターは眼鏡でもあるが, 接触プレーがない種目ではアイプロテクターを推奨する. 接触プレーの種目で眼鏡が制限される場合もあり, 各競技団体で異なるため確認が必要である. スポーツではコンタクトレンズ(以下, CL)は眼鏡よりも有用な場合が多くある. しかし, CL は眼障害が生じるため慎重な使用が必要である. 今回, 全国の学校での CL 使用状況, CL のメリット・デメリット, スポーツでの CL 使用, CL の眼に対する影響, 適切な CL 使用法等につき述べる.

はじめに

2004 年, 米国眼科学会と米国小児科学会は共同で論文を発表し, スポーツ眼外傷の 90%は適切なアイプロテクターで防ぐことができるため, アイプロテクターの使用を強く推奨している[1]. アイプロテクターは眼鏡でもあるが, 接触プレーがない種目ではアイプロテクター眼鏡を推奨する. 一方, スポーツにおいてコンタクトレンズ(以下, CL)は眼鏡よりも有用な場合が多くある. 特に接触プレーの種目では, 眼鏡は他人に影響することがある. しかし, CL は眼鏡と異なり眼に直接接触するので, 眼の表面に傷や炎症が生じ眼障害を生じることが少なくない. CL は適切に使用していれば, CL 眼障害を防ぐことができるために, 適切な使用方法を熟知してほしい. 今回, 全国の学校での CL 使用状況, CL のメリット・デメリット, スポーツでの CL 使用, CL の眼に対する影響, 適切な CL 使用法等につき述べる.

学校での CL 使用状況

現在, 本邦で眼鏡を使用する人は 2 人に 1 人(約 5,000 万人), CL を使用する人は 10 人に 1 人(1,500～2,000 万人)ともいわれている. 日本眼科医会(以下, 日眼医)の 2015 年度の全国学校の子どもたちの CL 使用率は小学生が 0.2%, 中学生が 8.0%, 高校生が 27.0%である(表 1, 図 1). 特に中学生は年々その使用者が増えている. CL 使用目的は, スポーツをするから(小学生 73.0%, 中学生 74.6%, 高校生 58.1%)が最も多く, 続いて眼鏡が嫌だから(小学生 19.0%, 中学生 40.9%, 高校生 47.0%)となっている(表 2). CL 使用者では CL のみの使用者は 25.4%, 中学生 17.2%, 高校生 13.4%であり, 残りの約 70～80%は眼鏡を併用していた[2].

以上の CL 使用者の CL 眼障害の割合は, 中学生が 10.5%, 高校生が 15.4%であった. その CL 眼障害の内訳は, 失明などにつながる重症な障害である角膜炎・角膜潰瘍は中学生 10.4%, 高校生 16.4%, 角膜の傷は中学生 31.3%, 高校生 30.0%

---

* Yoshikazu UTSUMI, 〒231-0066 横浜市中区日ノ出町 2-112 宇津見眼科医院, 院長

表 1. 平成 27 年度全国の学校現場での CL 使用状況調査(文献 1 より)
各調査年度別の小学生,中学生,高校生の調査対象者とその割合

	2000 年調査人数 102,924 名	2003 年調査人数 92,797 名	2006 年調査人数 101,571 名	2009 年調査人数 99,751 名	2012 年調査人数 97,233 名	2015 年調査人数 100,239 名
小学生	44 校 19,235 名中 CL 使用者 31 名 (0.2%)	30 校 12,714 名中 CL 使用者 12 名 (0.1%)	54 校 29,792 名中 CL 使用者 36 名 (0.1%)	55 校 30,683 名中 CL 使用者 53 名 (0.2%)	55 校 30,194 名中 CL 使用者 54 名 (0.2%)	56 校 30,402 名中 CL 使用者 63 名 (0.2%)
中学生	61 校 33,265 名中 CL 使用者 1,544 名 (4.6%)	63 校 30,627 名中 CL 使用者 1,727 名 (5.6%)	53 校 25,598 名中 CL 使用者 1,511 名 (5.9%)	54 校 26,296 名中 CL 使用者 1,687 名 (6.4%)	53 校 25,555 名中 CL 使用者 1,877 名 (7.3%)	55 校 25,174 名中 CL 使用者 2,008 名 (8.0%)
高校生	56 校 50,424 名中 CL 使用者 11,027 名 (21.9%)	60 校 49,456 名中 CL 使用者 11,492 名 (23.2%)	55 校 46,181 名中 CL 使用者 11,640 名 (25.2%)	53 校 42,772 名中 CL 使用者 11,366 名 (26.6%)	54 校 41,484 名中 CL 使用者 11,484 名 (27.7%)	57 校 44,663 名中 CL 使用者 12,075 名 (27.0%)

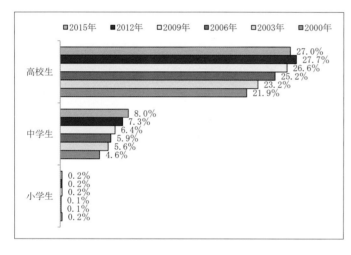

図 1.
小中高校生別の CL 使用割合と年度別変化
(文献 1 より)

表 2. CL を使用する理由(複数回答可)(文献 1 より)

	小学生(%)	中学生(%)	高校生(%)
スポーツ	73.0	74.6	58.1
眼鏡がいや	19.0	40.9	47.0
簡単だから	7.9	12.3	16.7
親や友人の勧め	15.9	14.5	9.6
必要時使用	7.9	5.9	4.6
CM で興味がある	0.0	1.8	0.6
視力の左右差	6.3	6.7	5.9
医師の勧め	15.9	2.4	1.8
その他	7.9	4.6	2.6

であった(表 3).レンズの種類別使用割合では,1 日使い捨てソフト CL(以下,SCL)は小中学生が最も多く,2 週間頻回交換 SCL は高校生が最も多かった.安全性を優先する小中学生は 1 日使い捨て SCL,費用を優先する高校生は 2 週間頻回交換 SCL を使用していると推測される.

本邦の全年齢層の CL 種類別実態は 1 日使い捨て SCL,2 週間交換 SCL,ハード CL(以下,HCL)が各々 1/3 ずつ使用している.

日眼医の全年齢層の 2016 年度の CL 眼障害調査報告では,最も障害の多いレンズは 2 週間頻回交換 SCL である[3].1 日使い捨て SCL は汚れによるアレルギー性結膜炎,感染症などを減少させ最も安全である.HCL は重篤な CL 眼障害は生じに

表 3. 目の異常時の病名(複数回答可)
(文献 1 より改変引用)

	中学生	高校生
角膜炎・角膜潰瘍	10.4%	16.4%
角膜むくみ	0.5%	0.9%
角膜の傷	31.3%	30.0%
角膜新生血管	1.4%	0.6%
アレルギー性結膜炎	37.0%	38.1%
その他	19.9%	13.9%
病名不明	11.8%	10.6%

角膜炎・角膜潰瘍:角膜の深い炎症(感染等)は,治癒しても角膜混濁等が生じて視力障害等の後遺症が出ることが少なくないために特に注意が必要.

表 4. CL のメリットとデメリット

1. 眼鏡より網膜像の拡大・縮小が減少
2. 眼鏡よりプリズム効果が減少
3. 眼鏡より収差が減少
4. 眼鏡より周辺視野が拡大
5. 円錐角膜などの不正乱視の矯正が可能
6. 高度遠視に生じる眼鏡での輪状暗点がない
7. 遠視では眼鏡より調節反応量が減少
8. 治療的療法に使用できる
9. 美容,義眼として使用する
10. スポーツには有用である
11. CL 眼障害の危険性

くく安全とされているが,外れやすいのでスポーツには向かない.

CL は眼にとっては異物でありトラブルが生じることがある.過去の日眼医調査では CL 使用者の 6.5～10 人に 1 人に CL による眼障害が生じている.子どもの眼の健康を守るために,CL はルールを守って正しく使用してほしい.

CL のメリットとデメリット

CL と眼鏡で最も異なることは「安全性」である.眼鏡は眼に傷がついたりなどしないが,CL は眼に直接のせるため,眼障害が生じる可能性がある.一方,CL は光学的に優れている.眼鏡では遠視は物が大きく見え,近視は小さく見えるが,CL はそれが少ない.また,視野も広く,眼球とともに動くためピントのズレもなく,適切に見える.左右の眼の度数が違う場合,眼鏡では眼の底に写る像の大きさが異なる.CL はその像の大きさの変化が少なく適切に見える.CL は強度の近視や不同視といって左右の度数の差が大きい場合や,先天白内障術後などとても強い遠視になった場合に必要となる.また,角膜外傷症,円錐角膜などの不正乱視は HCL が有用であり,医学的に CL が必要となる場合も多い.CL のメリットとデメリットを表 4 に示す.

1) CL は眼鏡より網膜像の拡大・縮小が減少する

CL は眼鏡に比べ,遠視では網膜像の拡大による不等像性眼精疲労などを改善し,近視では網膜像の縮小率が減少するために強度近視では矯正視力が向上する.さらに屈折性不同視などでは左右に写る網膜像が異なるために物が二重に見える不等像視が少なくなる.

2) 眼鏡よりプリズム効果が減少する

眼鏡ではレンズの周辺部で見たときに,プリズム効果により眼の動いた角度と物体の所在が一致しないために眼精疲労の原因となる.CL は眼球と一緒にレンズが動くためによい.

3) 眼鏡より収差が減少する

眼鏡では収差といいピントのずれが生じやすいが,CL では少ない.さらに収差によるコントラスト感度の低下が少ない.特に円錐角膜などの不正乱視においては高次収差を含め収差が大幅に減少する.

4) 眼鏡より周辺視野が拡大する

眼鏡では約 120°の周辺視野となるが,CL では約 200°と視野が広くなり,周辺視野の拡大が得られる.

5) 円錐角膜などの不正乱視の矯正が可能である

円錐角膜,角膜移植術後など角膜の光学領域が不正形状の場合には,眼鏡では視力矯正が不良となる.HCL ではレンズと角膜の間に涙液が入り,歪みを矯正するために視力,収差,コントラスト感度が向上する.しかし,SCL では素材が柔らかいために角膜の不正とともに SCL の光学面も不正となる.そのため HCL に比較して矯正が不十分となる.

6) 高度遠視に生じる眼鏡での輪状暗点がない

白内障術後の無水晶体眼が高度遠視などの高度

な凸レンズを装用した場合において，眼鏡では輪状暗点が生じるが CL では生じない．

7）遠視では眼鏡より近用時に調節反応量が減少する

遠視の場合，CL は眼鏡に比し近用時に調節反応量が減少するため，眼精疲労が生じにくい．近視ではその逆となる．

8）治療的療法に使用できる

CL は不正乱視以外にもバンデージ（包帯）効果として，水疱性角膜症，再発性角膜びらん，兎眼，春季カタル，睫毛乱生症，内反症，糸状角膜炎などに，角膜穿孔などの外傷や術後の前房形成，移植術後やエキシマレーザー術後などの補助として，さらにドラッグデリバリー効果として緑内障などに使用されたことがある．

9）美容，義眼として使用する

CL は眼鏡に比し美容上の利点となる．一般には CL は屈折矯正としての目的より美容上のものが最も多いのが現状である．虹彩付き CL やカラー CL は，無虹彩症や角膜白斑などに対し義眼として使用されるが，カラー CL は美容上の使用がほとんどである．

非視力補正用（度なし）・視力補正用カラー SCL は美容的に用いるが色素が入っているので酸素透過性が低下する．色素がレンズ表面に露出している場合が少なからずあり，色素により瞳孔が影響を受け視野異常や視力低下を生じ，CL 眼障害が多い．さらに使用者のコンプライアンスが低いことが少なくない．カラー CL は現在約 400 種類販売されているが，そのほとんどは低酸素透過性の素材のもので，一部，高酸素透過性のものがある．美容上，カラー CL をどうしても使用する場合は，通常は高酸素透過性の透明の SCL を使用し，カラー CL は高酸素透過性の 1 日使い捨て SCL を短い時間で必要な時のみ使用することを推奨する．

10）スポーツには有用である

スポーツにおいては，眼鏡はプロテクターとしての役割がある．しかし，眼鏡は穿孔性眼外傷などのスポーツ外傷につながることもあり本人や相手に対する危険性がある．HCL の場合は破損やレンズずれがある．スポーツには眼鏡や HCL より SCL が有用である．特にサッカー，格闘技などでは SCL は有用である．

11）CL 眼障害の危険性がある

角膜潰瘍，表層角膜炎，アレルギー性結膜炎，巨大乳頭結膜炎などを生じる危険性がある（図 2，3）．特に角膜潰瘍，角膜浸潤など角膜疾患は治癒した後に角膜が白濁することがあり，角膜疾患が瞳孔領域にある場合は矯正視力の低下を生じることがあるために注意が必要である．

スポーツでの CL 使用

スポーツでは HCL では外れやすいので，SCL が有利である．眼鏡では周辺視野が狭くなり，眼鏡の周辺部で見ると実際の物と映像との位置のずれやボケが生じやすくなり，また，汗，雨，手の汚れなどがつきやすく激しい動きのスポーツには適さない．スポーツでは CL が多く使用され，特に接触プレーのある競技では SCL を推奨する．眼鏡では格闘技など接触プレーがある競技では使用できない場合がある．また，ボクシングは CL の使用制限がある．バスケットボール，サッカーなど接触プレーがある競技でも，眼鏡使用が可能な場合があるので，各競技団体に使用の有無を確認することが大切である．

1．スポーツでの CL 使用制限

CL 使用は各競技団体により使用制限などが異なるので，その競技団体の規則などを確認したい．日本アマチュアボクシング連盟競技規則の医学的適正には，「競技中は CL を使用してはならない」と記載されている．また，プロの日本ボクシングコミッションの公式ブックでは，裸眼で 0.3（新人は 0.6）に達しないと試合に出場できないと記載されている．以上のようにボクシングなどは CL 使用が制限されているために，オルソケラトロジー（以下，オルソ K）や LASIK などの視力矯正法を取り入れている選手は少なくない．オルソ K

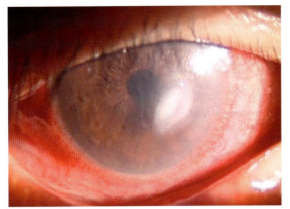

図 2. 角膜潰瘍
眼科医の検査6か月なし．突然発症した．CL にて角膜表面が傷ができ，そこが化膿した角膜の深い傷．治癒しても角膜混濁が残り視力低下（失明）することがあり，注意が必要である．

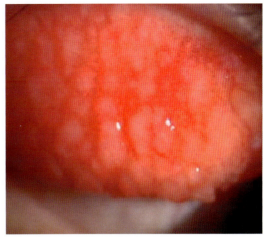

図 3. 巨大乳頭結膜炎
眼科医の検査6か月なし．レンズのこすり洗いせず．レンズの汚れ，摩擦により生じたアレルギー性結膜炎の重症例．点眼治療と1日使い捨てタイプに変更することで治癒した．

では−4.0 D まで，LASIK は−10.0 D を超える場合は適応ではない．LASIK は角膜が薄くなるので格闘技には不適応である．オルソ K，LASIK ではコントラスト感度低下，夜間視力低下，グレアーなど視機能の低下もあり，昼間とナイター競技では見え方が異なる．また，2016 年の米国保健福祉省管轄の疾患管理予防センターの報告では，オルソ K は重症角膜感染症のアカントアメーバ角膜炎が通常の HCL より 6.8 倍生じやすいと述べられており，注意が必要である[4]．

2．スポーツ指導者などによる眼鏡の使用制限

接触プレーなどが起きるスポーツなどでは眼鏡は危険であるために CL を勧めている場合がある．スポーツ指導者や競技協会などは，小学生の子どもたちなどに眼鏡の使用制限をしている場合が少なからずある．

日本のある地区ではバスケットボールの部活動の試合で「子どもたちに眼鏡の使用は認められないから CL を使用するようにと指導者から指示された」と保護者からの報告があった．日本バスケットボール協会に尋ねたところ，地区バスケットボール協会が日本バスケットボール協会の規則を遵守していないことがわかった．日本バスケットボール協会は地区協会を指導した．日本バスケットボール協会の競技規則第4条では，プレイヤーが負傷しないように，破損の防止に配慮してある眼鏡であれば日本国内であれば眼鏡の装用は可能である．国際バスケットボール協会規則には，眼鏡は他のプレイヤーに脅威をもたらさないならば可能としている．

同様にサッカー競技でも指導者が眼鏡制限をして CL を勧めている場合がある．公益財団法人日本サッカー協会は国際サッカー評議会（IFAB）に基づく競技規則を制定し，プロ・アマの活動を一本化して管理している．その 2017/18 年のサッカー競技規則「競技者の用具のその他の用具」の項には，「ヘッドギア，フェイスマスク，また膝や腕のプロテクターなど危険でない保護用具で，柔らかく，軽いパッドが入った材質でできているものは，ゴールキーパーの帽子やスポーツ眼鏡と同様に認められる」とあり，眼鏡の使用を制限するものではない．

以上のように，ときに指導者による誤った眼鏡制限がある．各競技団体の規則を指導者は熟知すべきであり，各競技団体が眼鏡や CL 制限の規則を明確に定めていないのであれば改善し，各団体内で周知徹底すべきである．

HCL と SCL

CL には角膜より小さく水分を含まない HCL と角膜より大きい水を含む SCL がある．HCL は異物感がありズレやすい欠点があるが，角膜に傷

表 4. HCL と SCL の違い

HCL	SCL
・異物感を生じやすい ・はずれやすい ・障害の初期に痛くなるため、重篤な角膜障害を生じにくい ・乱視矯正によい	・装用感がよい ・バンデージ効果により角膜障害に気付きにくい ・汚れやすい ・乱視矯正が低い ・耐久性に劣る

ができると痛くて装用できないために病気を早期に自覚する．そのため眼障害が重症化しにくいので安全性が高く，乱視の補正も SCL より光学的に有利である．

SCL は柔らかいので装用感がよく，ズレにくいためにスポーツをするときに有用である．しかし，角膜に傷ができてもバンデージ効果といって傷を覆い隠すので，軽度の傷では自覚症状が少ないために重症化する場合が少なくない(表4)．

スポーツ選手と CL

前述のようにスポーツで CL は有用であるが，眼障害という大きなデメリットがある．CL は適切に使用していれば，眼障害は生じにくくなる．眼科医による CL の処方，装用・レンズケア指導を受けてそれを遵守し，定期検査を受けることが必要である．

水泳，水球などでは CL を使用している場合が少なくない．水球などでは接触プレーが多く，ゴーグルを使用しない．ゴーグルに度を入れてもゴーグルのレンズは屈折率が低く，使用しにくい．遊泳用プールの遊離残留塩素濃度は 0.4 mg/l 以上，1.0 mg/l 以下であることと規定されているが，その濃度は一定でなく，プールの水は微生物やアカントアメーバが死滅しているとはいえない．したがって CL 装用により眼表面のバリアー機構が低下していれば，アカントアメーバを含む微生物感染が生じる可能性が増加する．プールの中で微生物が CL に付着し，レンズケースの中で繁殖することが知られているために，プールでは 1 日使い捨て SCL を勧める．

スポーツ選手が CL を使用するには一般の方と同様に CL の種類の選択も大切である．1 日使い捨て SCL をケアもせず長期間使用している方が少なくない．スポーツ選手にはレンズケアも不要で安全性も高い 1 日使い捨て SCL を正しく使用することを推奨する．眼科医としては，特に自己責任を取りにくい小学生の CL 使用は勧めにくいが，前述の内容など各競技団体の規則をご確認いただき，安全性を優先に CL 使用をお願いしたい．

CL の眼への影響

1. 酸素濃度

眼の角膜は涙液を介して空気中の酸素を取り入れ呼吸している．眼を閉じると，眼を開いているときに比べ酸素供給量は，1/3 に減少する．CL により角膜の表面が覆われると，酸素不足に陥る．酸素不足に陥った角膜は傷つきやすく，また感染症を起こしやすくなる．

平地での酸素濃度は 21% だが，酸素透過性の悪い CL の角膜酸素濃度は，エベレスト山の頂上付近(6〜8%)，酸素透過性のよい CL は富士山頂付近(15%)と同程度である．CL をしたまま長時間眠ると，眼はさらに酸素不足に陥り，眼障害がより一層起こりやすくなる．

2. CL 眼障害の原因

CL 眼障害の原因は，酸素不足以外に，感染，レンズの汚れ，機械的な刺激，アレルギー，ドライアイなどがある．要因としては，洗浄不良，使用サイクルオーバーなどレンズの使用方法に問題がある場合，レンズの汚れ・傷・劣化・破損など CL 自体に問題がある場合，定期検査などのフォローアップ不適，説明指導・処方ケアが不適切な場合などがある．自覚症状がなくても，定期検査では眼のトラブルや CL の汚れ，傷などのトラブルは少なくないために医師に指示された定期検査は必ず受けたい．

表 5. 正しいレンズケアの基本ルール
（日本コンタクトレンズ学会ホームページより）

1. レンズケアは決して手を抜かず，正しい方法で毎日行うこと
2. こすり洗いをすること
3. 医師から指導されたケア用品を使用すること
4. CL とケア用品の添付文書を熟読すること
5. ケア用品を変える場合は必ず眼科医に相談すること
6. 「レンズの洗浄」は，CL の装用前と後に必ず行うこと
7. 目のまわりの化粧はなるべく避けること
8. SCL のケアに水道水は使用しないこと

表 6. レンズケアを必要とする SCL のレンズケアの基本

- はずす：使用前は必ず石鹸で手を洗う．
- 洗　浄：手のひらにレンズをのせ，消毒液をそそぎ指の腹でゆっくりこすり洗い，表・裏を 30 回こすり洗いする．
- すすぎ：消毒液でレンズをすすぐ．水道水は絶対に避ける．
- 消毒・保存：ケースに消毒液を入れ，蓋をし，ケア用品ごとに指示された時間保存する．
- つける：手を石鹸で洗い，眼につける．
- ケースの洗浄・乾燥：ケースは汚れやすいため，消毒液でよく洗い，下を向けて自然乾燥させる．約 3 か月に一度は新品と交換する．

※消毒液：基本は医師から指導されたケア用品を使用すること．
SCL のケア用品はマルチパーパスソリューション(MPS)，中和して使用するタイプなどがある．1 本で洗浄・すすぎ・消毒・保存のレンズケアを行う MPS は最も多く使用されているが，その消毒効果は弱い．より効果的なヨード剤，過酸化水素の消毒剤が勧められる．消毒剤は開封後消毒効果が減るため 1〜2 か月で破棄すること．

表 7. 自分の眼を CL から守ろう！

1. 眼科医の検査・処方を受けてから CL を購入する．
　　インターネット・通信販売・雑貨店などでの購入は
　　眼科医の検査・処方が必須である．
2. 正しい使用方法を守る．決められた期間内に交換し，1 日の装用時間は 12 時間以内が望ましい．
3. 眼科医の定期検査を受ける．
　　自覚症状がなくても，定期検査では眼のトラブルや CL の汚れ，傷などがあるために医師の指示された定期検査は必ず受ける．
4. 適切なレンズとケースのケアをする．
5. 原則，眼鏡を使用する．帰宅したら眼鏡にする．
6. 眼に異常があったら必ずレンズをはずし，症状が続くときは眼科医を受診する．

適切な CL 使用法

「正しいレンズケアの基本ルール」を表 5 に，その詳細を表 6 に記す．レンズケアを必要としないレンズ以外は必ずケアが必要である．不十分なケアは，レンズが汚れ，眼のトラブルの原因となる．正しいレンズケアを習慣づけてほしい．レンズ以外にケースも汚れるためケースの洗浄も必要である．ケース内は消毒剤では十分な消毒効果がないため微生物が残り，ケース内でレンズの汚れ（主にタンパク質，脂質）を餌に繁殖する．つまり，レンズもケースも十分なケアが必要となる．消毒剤にはさまざまなタイプがあり注意が必要である（表 6 の※）．

さいごに

スポーツ時の CL は有用であるが，CL のデメリットである眼障害に注意してほしい．CL は適切に使用していても異物であり，不適切な使用によりトラブルが増加する．表 7 に記すように自分の眼を CL から守っていただきたい．

文　献

1) American Academy of Pediatrics, Committee on

Sports Medicine and Fitness, American Academy of Ophthalmology, Eye Health and Public Information Task Force：Protective Eyewear for Young Athletes, The Coalition To Prevent Sports Eye Injuries. Ophthalmology, **111**：600-603, 2004.
   Summary 2004 年，米国眼科学会と米国小児科学会は共同でスポーツ眼外傷の 90％はアイプロテクターで予防可能であり，その使用を推奨している．
2) 宇津見義一，柏井真理子，宮浦 徹ほか：平成 27 年度学校現場でのコンタクトレンズ使用状況調査．日本の眼科，**88**(2)：179-199, 2017.
3) 草野良明，高橋和博，柿田哲彦ほか：コンタクトレンズによる眼障害アンケート調査の集計結果報告（平成 28 年度）．日本の眼科，**88**(7)：929-937, 2017.
4) Cope JR, Collier SA, Schein OD, et al：Acanthamoeba Keratitis among Rigid Gas Permeable Contact Lens Wearers in the United States, 2005 through 2011. Ophthalmology, **123**：1435-1441, 2016.
   Summary 2016 年，米国保健福祉省管轄の疾患管理予防センターは 2005～11 年に米国の 2 州にて，酸素透過性ハードコンタクトレンズ（RGPCL）装用者に生じた重篤な角膜疾患である 37 症例のアカントアメーバ角膜炎を報告した．そのうち夜間装用し近視を矯正するオルソケラトロジーが 9 症例であり，オルソケラトロジー装用者はコントロールに比し，オッズ比 6.8 倍であった．

特集/スポーツ眼科 A to Z

視機能

プロ野球選手の視機能

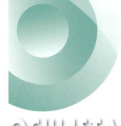

保科幸次*

Key Words : プロ野球選手 (professional baseball players), スポーツビジョン (sport vision), 横方向動体視力 (dynamic visual acuity), 前後方向動体視力 (kinetic visual acuity), スポーツ選手の屈折 (refractive error of athletes)

Abstract : 20年間にわたりプロ野球チームの眼科検診に参加し,加えて選手の眼科医療に携わっている.特定の年のバイアスはかからないように,蓄積された積年のデータ分析を行った結果,近視の比率が38.5%であり一般の近視者の割合と同様であったことや,競技時の視力は概ね良好ではあったが一部で適切な矯正が必要なケースがあることがわかった.また,2種類の動体視力測定の結果から,競技能力と動体視力に有意な相関関係がないとする結果を得た.1.5から1.2への裸眼視力の変動や,器質的疾患がなく許容外の羞明を訴える場合の眼科医からの適切な助言,説明の必要性を感じている.今後,眼科医と視覚研究者ら多数の視点から議論を成熟させ,"スポーツと眼"が,眼科学の1カテゴリーとなっていくことが理想的である.

はじめに

かねてから応援していたプロ野球チームへ,"眼科医として関与"することへの希求を持ち,幸運にも,チームの健康診断への参加,続いて選手の眼科診療の機会にも恵まれ,20年が経過した.「出会いの扉は他人が開けてくれる」,我が母校の学長の言葉であるが,正に人生を変えたこの作業,この貴重な経験[1]をもとに,本稿では,選手の視力,屈折や矯正の状況,そして動体視力測定の試み,さらには,競技レベルと視機能の関係,加えて,選手やトレーナー陣が眼科医に求めることについて,気楽に述べてみたい.

シーズンオフに行われる健康診断では,視力検査(裸眼,矯正),オートレフを用いた屈折検査を基本軸として施行,実験的に2種類の動体視力,横方向動体視力(dynamic visual acuity:以下,DVA)(図1)と前後方向動体視力(kinetic visual acuity:以下,KVA)(図2),加えて,最近では実用視力[2]の測定も試みた.

検診結果を振り返って

1.プロ野球選手でも近視の割合は変わらない

対象は,関西のプロ野球チームに所属した選手102名.右打ち65名,左打ち37名を調べてみると裸眼で競技を行う選手は71.9%,コンタクトレンズ(contact lens:以下,CL)装用にて競技を行う選手は28.4%であった.第一印象として,意外とCL矯正の選手が多いことがわかる.テレビの野球中継を見ていると眼鏡の選手が少ないため気がつきにくいが,近視の選手も少なくない.内容を見てみると当然に正視の割合が最も多いが,裸眼の中にも軽い近視の選手がいるために全体では近視の率は38.5%であった(図3).これは我が国における一般的な近視者の割合とほぼ同じであり[3],普通の近視を持っていても職業として野球

---

* Koji HOSHINA,〒663-8013 西宮市門前町3-2 ほしな眼科クリニック,院長

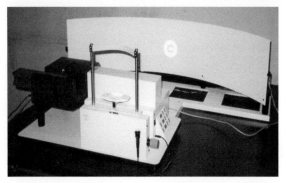

図 1. 横方向動体視力の測定(DVA KOWA 社製 HI-10)
スクリーン上を次第に減速しながら,水平方向に動く視標を正確に読みとることができた回転数/分を測定結果とする.

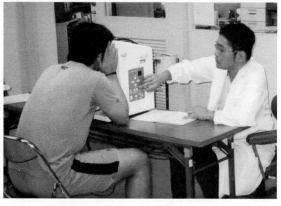

図 2. 前後方向動体視力の測定(KVA KOWA 社製 AS-4)
直線的に時速 30 km で手前に近づくランドルト氏環を正確に読むことのできる値を小数視力に変換したものを測定結果とする.

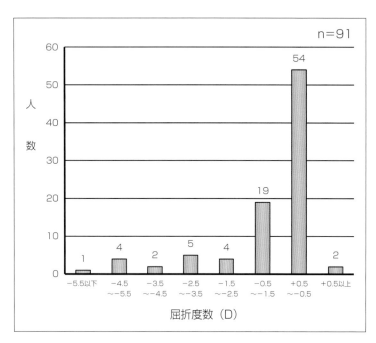

図 3.
他覚的屈折度数の分布
+0.5~-0.5 D の間に分布する者が最も多かった.-0.5 D 以下の近視の率は 38.5%であった.

を続けることに支障はないといえる.

野球選手全般に,「屈折異常を有する率が低いであろう,即ち大多数が正視では?」と思われがちだが実際は普通と変わらない.強めの近視である-5.0~-6.0D の割合でも 2.2%であり,かつそれよりも視力の悪い強度近視の選手はおらず近視の程度は軽い.日本での強度近視は 8.2%といわれており[3],これを他国と比べると,台湾では 2.4%[4],ラテン民族では-5.0D より上が 2.4%[5],シンガポールのインド系民族,中国系民族で high myopia がそれぞれ 4.1%[6],9.1%[7]とされている.

このように元々,日本人は強度近視の割合が本来高い傾向にあるものの,プロ野球選手の集団ではその割合が低くなっている.野球に親しみ始める小学校の低学年など比較的早い時期から強い近視は発症していることが多いので,その時期から眼鏡や CL などの矯正が必要な状況が,野球を続ける中でプロ選手に到達するまでの道に影響している可能性がある.残念である.

近視人口の増大は世界的な課題であるが,近年,近視進行の抑制に屋外活動が有用であるとする意見にエビデンスがある[8,9].プロ野球選手になるま

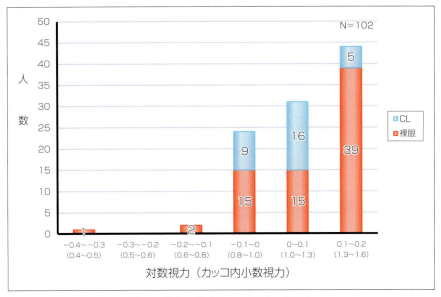

図 4. 視力の分布と CL 矯正の適切さ
CL 矯正は概ね問題なかったが，0.8 以下の者が 3 名いた．

表 1. 競技レベル別に 3 群に分けた ABC 選手群の内訳

	総人数	平均年齢	年齢分布	裸眼	CL 矯正
A 群	28	29	19〜40	16	12
B 群	34	26	19〜37	27	7
C 群	40	23	19〜38	30	10
総合	102	26	19〜40	73	29

A 群：常時一軍に在籍するレベル
B 群：一軍経験はあるが定着しないレベル
C 群：一軍経験がないレベル

表 2. 競技レベル別の視力の比較（対数視力）

項目	全員	A 群	B 群	C 群
人数(人)	102	28	34	40
平均	0.089	＊0.106	0.097	＊0.064
標準偏差	0.009	0.013	0.018	0.015
最高値	0.18	0.176	0.176	0.176
最低値	−0.3	0	−0.301	−0.155

＊A・C 群の間に統計学的有意差あり
t 検定($p<0.05$)

でには，屋外活動の繰り返しがあったと思われるが，近視の率は多治見スタディにおける一般人のものと変わらず，本研究の内容では実証に至らなかったようだ．

2．プロ野球選手の視力は？

裸眼でも矯正でも，視力はほとんどの選手で 0.8 以上とやはり良好である(図 4)．CL 矯正も全選手で適切になされていたことは眼科医としては安心であった．しかし残念ながら裸眼でプレーする選手の中には両眼視力 0.8 未満のものが 3 名含まれていた．枝川は，かねてから適切な視力矯正がスポーツのパフォーマンスを向上させることを強調しており[10]，能力を十分に発揮するために，適切な矯正を行うように指導者・選手達にもれなく指導を行うことが眼科医の役目である．なお，C 社が選手には無償で CL の提供を行っていることにも触れておく．

3．1 軍になるには視力が大事！ やはり自己管理能力

競技レベル別に A 群は常時一軍に在籍するレベル，B 群は一軍での出場経験はあるが定着しないレベル，C 群は一軍経験の全くないレベルと 3 群に分類してみると(表 1)，A 群が C 群よりも良い結果が現れた(表 2)．A 群にはプロとしてのプライドを持って長年働いている選手が多く，かつナイトゲームも多いことから，普段から"見る"ことへの意識が高く，逆に C 群では昼間の練習や試合が多いことや若さから軽度の視力低下を放置している可能性がある．前述した視力が 0.8 未満の 3 選手もやはり B 群と C 群の選手であった．

適切な視力矯正がスポーツパフォーマンスを向上させる観点からみれば[10]、彼らが正しい視力矯正を行うことにより、一軍に上がれる機会が増える可能性が高まるはずである。長年、現役を続けるベテラン選手からは眼に関する質問を受ける機会も多い。オリンピック・アジア大会競技者においても、視力への意識が高いとの報告がある[11]。競技レベルが高いほどレベル維持とそのための自己管理意識が強く、その結果として自分の視力への関心も高いようだ。

4．みんなの関心，動体視力

スポーツ誌で，ベテラン選手の不調の理由を，動体視力の低下と評されることがある。しかしながら、当該選手自らが「最近、動体視力が低下してきた」と語ることはほぼない。何故なら、何が動体視力で、どうやって評価するのか、誰にもはっきりわかっていないからである。今秋、引退を表明した選手は、「ボールがすごく速く感じた。潮時と思った」と、その理由を説明した。我々の研究の結果からは、KVAでは投手と野手の間において野手のほうが上であるとの統計学的有意差を認めたが、DVAにおいては結果に有意なものは得られず、特に、競技レベルの違い（一軍でも二軍でも）からは、KVA、DVAとも有意差は得られなかった。即ち、名選手ほど動体視力が良い、とするシンプルな結果は得られなかったのである。実用視力においても同様であり、測定結果に有意なものはなかった。

野球という競技特性から、野手では打撃や守備の際に注視する必要性が投手に比べて高く、その結果KVAの値が高い傾向を示したと自著[1]にて考察したが、選手に特有の視覚の差があるとすれば脳の可塑性に由来する専門的知覚[12)13)]であることが考えられ、競技能力が傑出しているトップアスリートの視機能を探求するならば、このような専門的知覚の評価が今後、必要になるのであろう。

現場での経験から

主力選手が、不振に陥ったシーズンの最中、簡単な捕球動作でのエラーがあり、監督が「目に問題があるのでは？」とコメント、同選手はレーシック手術を受けていたこともあり、術後経過への危惧がなされたが、眼科医にピンとくる感じではなかった。検診結果を検証したトレーナーから裸眼視力が経年で1.5から1.2へと変動したことへの確認があったが、対数視力の意義など、眼科医とそれ以外の人では感覚が異なる部分があり、このような事例に我々は、相手を納得させうる明瞭な言葉を持ち合わせていない気がする。

環境面に目を移すと、近年、球場のナイター照明には、「白く明るく光る」LED（発光ダイオード：light emitting diode）が導入されている。東日本大震災の経験を受け、省エネルギーを背景とするものであるが、結果、選手の悩みを増やしている。特に、高く上がったボールを捕球する外野手にとっては深刻な問題であり、ナイターであっても遮光目的でサングラスを装用する主力選手もいる。このような光と眼の関係については、エビデンスを持ったシンプルな返答があるとは言い難い。日常診療においても、年齢を問わず器質的疾患が明らかでないのに「眩しい」とする主訴への対応は、なかなか困難で、上記の裸眼視力の変動と同様、眼科医としてコンセンサスをもった意見を所有し発信したいものである。

最後に

選手やトレーナー陣からの要望は、眼（"眼力"のようなもの）を鍛えることはできるか、動体視力を向上させることができないか、パフォーマンスに有為な眼のトレーニングはないか、といった事案に収束され、それに対し、我々眼科医が粛々と行うのは、器質的異常がないことを確認のうえ、屈折異常の存在には一般人よりも細心の注意を払い、適切な矯正を行うことである。しかしながら、この両者のいわゆる「感覚の違い」は一種の平行線をたどるものである。

2017年も第9回となる日本スポーツ視覚研究会が松原正男先生、枝川宏先生を世話人として、

8月に国立スポーツ科学センターで開催された．同会では，視覚研究の精鋭が集い，眼科医も交え熱心な議論が交わされている．今後，各分野の英知を結集し，"スポーツと眼"が，より成熟した眼科学の1カテゴリーとなっていくことが私の夢である．

文　献

1) Hoshina K, Tagami Y, Mimura O, et al：A Study of Static, Kinetic, and Dynamic Visual Acuity in 102 Japanese Professional Baseball Players. Clin Ophthalmol, **7**：627-632, 2013.
   Summary　本論文のもととなる筆者らの活動録．
2) 根岸一乃：実用視力．MB OCULI, **49**：31-35, 2017.
3) Sawada A, Tomidokoro A, Araie M, et al：Refractive errors in an elderly Japanese population：the Tajimi study. Ophthalmology, **115**：363-370, 2008.
4) Cheng CY, Hsu WM, Liu JH, et al：Refractive errors in an elderly Chinese population in Taiwan：the Shihpai Eye Study. IOVS, **44**：4630-4638, 2003.
5) Tarczy-Hornoch K, Ying-Lai M, Varma R, et al：Myopic refractive error in adult Lations：The Los Angels Latino Eye study. IOVS, **47**：1845-1852, 2006.
6) Pan CW, Wong TY, Lavanya R, et al：Prevalence and risk factors for refractive errors in Indians：the Singapore Indian Eye Study(SINDI). IOVS, **52**：3163-3173, 2011.
7) Wong TY, Foster PJ, Hee J, et al：Prevalence and risk factors for refractive errors in adult Chinese in Singapore. IOVS, **41**：2486-2494, 2000.
8) Rose KA, Morgan IG, IP J, et al：Outdoor activity reduces the prevalence of myopia in children. Ophthalmology, **115**：1279-1285, 2008.
9) Guo K, Yang DY, Wang Y, et al：Prevalence of myopia in school children in Ejina. The Gobi Desert Children Eye Study. IOVS, **27**：1769-1774, 2015.
10) 枝川　宏，望月誠子，蓮池正博：スポーツ選手におけるコンタクトレンズ矯正による視機能と症状の変化．あたらしい眼科，**14**：1733-1737, 1997.
11) 枝川　宏，川原　貴，小松　裕ほか：トップアスリートの視力．あたらしい眼科，**29**：1168-1171, 2012.
    Summary　スポーツ眼科の第一人者である枝川先生の，いつもながらの執念を感じさせる国立スポーツ科学センターでの奮闘記．
12) Sekiyama K, Miyauchi S, Imaruoka T, et al：Body image as a visuomotor transformation device revealed in adaptation to reversed vision. Nature, **407**：374-377, 2000.
13) Abernethy B：Expertise, visual search and information pick-up in squash. Perception, **19**：63-67, 1990.

三輪書店　最新刊のご案内

わかる・できる・伝わる
先天赤緑色覚異常の診療ガイダンス

新刊

著　村木 早苗（むらき眼科）

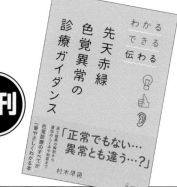

「正常でもない… 異常とも違う…？」
迷う検査結果の解釈から、
遺伝のしくみや患者さんへのアドバイスまで、
色覚診療のすべてが一番やさしくわかります！

　学校での色覚検査が任意で実施されるようになり、精査のために眼科クリニックを訪れる患者さんが増えているなか、色覚診療の習熟の必要性が高まっています。一方で"色覚は苦手"という医師や視能訓練士も多く、正常とも異常ともいい難い回答をする被検者を前にして、どのように診断すべきか戸惑う場面や患者さんへの説明に困ることが増えているのではないでしょうか。
　本書は、遺伝性疾患である先天赤緑色覚異常の基本を丁寧に解説し、色の感覚・色覚異常の見えかた・遺伝について、「わかる」ことからスタートします。次に、著者の豊富な経験から色覚検査の進めかたのコツと判定のポイントを詳述し、実際に検査・診断が「できる」知識が身につきます。最後に、学校生活や進学・就職についての助言や保護者からの疑問への対応など、「伝わる」説明やアドバイスの仕方をまとめ、診断後のフォローに生かせます。巻末の付録に、診断後の説明をスムーズに、また短時間に行うために参考となる資料『先天色覚異常と職業適性』（滋賀医科大学色覚外来で配布）を収載しています。

CONTENTS

第1章　色覚のきほん
01 ― 色の感覚はどのようにして作られるのか
02 ― 先天赤緑色覚異常はなぜ起こるのか
03 ― 色覚異常の見えかた

第2章　色覚の遺伝子と遺伝を知ろう
01 ― 色覚の遺伝子は3種類
02 ― 先天赤緑色覚異常の遺伝子のしくみ
03 ― 遺伝から考える発症頻度

第3章　色覚検査の進めかたと判定ポイント
01 ― 色覚検査の種類
02 ― 物体色を利用した検査の進めかたと注意点
03 ―〔仮性同色表〕石原色覚検査表
04 ―〔仮性同色表〕標準色覚検査表（SPP）
05 ―〔仮性同色表〕東京医科大学式色覚検査表（TMC表）
06 ―〔色相配列検査〕パネルD-15テスト
07 ― 光源色を利用した検査の進めかたと注意点
08 ―〔光源色を利用した検査〕アノマロスコープ
09 ― 〔光源色を利用した検査〕ランタンテスト
10 ― 色覚検査のフローチャート

第4章　就学・就労の押さえどころ
01 ― 色覚異常は自分で気づきにくい
02 ― 学校生活で実践できる色のバリアフリー
03 ― 職業選択の考えかた

第5章　診断後の"伝わる"説明とアドバイス
01 ― どのように見えているのか
02 ― 子どもにどのように接したらよいのか
03 ― 進学・就職時に気をつけること
04 ― 日常生活での心がまえ
05 ― 遺伝について

疑問や迷いのモヤモヤをわかりやすく解説します

- 検査表で誤読するのにアノマロスコープは正常に近い・・・
- 検査表の提示時間は守るべき？
- SPPで「見やすさに差はない」と言われてしまう・・・
- パネルD-15テストで横断線が複数あるのに、方向がバラバラ！
- なかなか回答してくれない！

\ 保護者への説明法が知りたい /
「何色が何色に見えているのですか？」
「子どもへどう接すればよいか・・・」
「保因者であるか調べてください！」
「就けない職業はありますか？」

● 定価（本体 4,600円＋税）　B5　148頁　2017年　ISBN 978-4-89590-612-8

お求めの三輪書店の出版物が小売書店にない場合は，その書店にご注文ください．お急ぎの場合は直接小社に．

三輪書店　〒113-0033 東京都文京区本郷6-17-9 本郷綱ビル
編集 ☎03-3816-7796　FAX 03-3816-7756　販売 ☎03-6801-8357　FAX 03-6801-8352
ホームページ：https://www.miwapubl.com

書評

わかる・できる・伝わる 先天赤緑色覚異常の診療ガイダンス

むらき眼科　村木早苗／著

柏井真理子（柏井眼科　院長）

▶この1冊！色覚診療のバイブル

　大変素晴らしい色覚診療ガイダンスの登場です．

　全国の学校での色覚検査がほとんどされてこなかった過去10年余り，それに伴い眼科医が色覚診療に従事することも少なく，また色覚診療についての多くの著作が絶版になっていた中，彗星のように世に登場したのがこの『先天赤緑色覚異常の診療ガイダンス』です．滋賀医科大学附属病院眼科色覚外来を担当されております村木早苗先生の素晴らしい著作です．先生の今までの数々の貴重な経験の集大成，先生の色覚診療への熱い思いが込められた1冊です．

　現在学校での色覚検査の重要性が見直され，眼科にも多くの色覚異常の児童生徒たちが来院するようになりました．色覚診療に携わるにあたり，何を頼りに……と多くの眼科医が戸惑っていた中，色覚診療をするにあたり，この1冊があれば「向かう所，敵なし」と言えるほど，非常にわかりやすく実践的な内容が充満しており，心強い「色覚診療のバイブル」と言っても過言ではないです．

　色覚診療には正しい色覚の知識，検査方法，診断そして診断後の説明等が大切ですが，「第1章　色覚のきほん」「第2章　色覚の遺伝子と遺伝を知ろう」「第3章　色覚検査の進めかたと判定ポイント」「第4章　就学・就労の押さえどころ」「第5章　診断後の"伝わる"説明とアドバイス」と丁寧にわかりやすく解説されております．そしてコラム「ちょっと休憩！」，ポイントを押さえた「Q＆A」があちこちにちりばめられており，大変読みやすい本の構成となっています．各検査表のカラー写真やイラストも豊富で，さらに読みやすい字の大きさ，レイアウトなども非常に工夫されており，ともすれば「何となく苦手意識」を持ちやすい色覚診療ですが，すっと著者の思いが読み手に入ってきます．

　実際，児童生徒への色覚検査が多い中，検査をしていても「正常でもない…異常ともちがう」と悩むケースに結構遭遇しますが，そのような時の診断の進め方やポイントもわかりやすい写真やイラストで説明されており，家庭教師のような本でもあります．保護者への説明や就職の助言なども著者の幅広い人柄が垣間見られ，絶妙です．いろいろな疑問点が解決できます．

　また著者は色覚の遺伝子研究にも造詣が深く，臨床にも関連する遺伝についても理解しやすい易しい表現で記載されており大変勉強になります．

　さらに付録には著者が実際に色覚外来で保護者・本人に配付されている資料もついています．是非とも眼科診療の傍に置いていただきたいお薦めの1冊です．

「わかる・できる・伝わる 先天赤緑色覚異常の診療ガイダンス」

むらき眼科　村木早苗／著
2017年10月4日刊行　B5判・148頁
定価：4,968円（本体4,600円＋税）
ISBNコード：978-4-89590-612-8　発行・発売：三輪書店

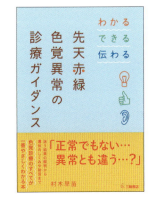

特集／スポーツ眼科 A to Z

外傷と予防

スポーツにおける紫外線の影響について

初坂奈津子[*1]　佐々木　洋[*2]

Key Words : 瞼裂斑(pinguecula)，UVFP(ultraviolet fluorescence photography)，眼部紫外線被曝(ocular UV exposure)，眼鏡(glasses)，UV カット機能付きコンタクトレンズ(UV-blocking contact lenses)

Abstract : 小児は屋外での活動が多く，特に屋外スポーツでは眼部紫外線被曝量が著しく多くなることがある．瞼裂斑や翼状片，さらには白内障などの慢性障害として起こる紫外線関連眼疾患のハイリスク群であり，早期にこれらの疾患を発症する可能性がある．

本稿では眼部紫外線被曝量と防御アイテムの効果など，筆者らが行ってきた調査結果について紹介する．屋外スポーツでも防御アイテムの長期常用により紫外線関連眼疾患のリスクを軽減できるので，これらアイテムの使用は必須である．紫外線関連眼疾患に関する知識および防御アイテムによる予防効果について，眼科医による患者教育および指導は重要であり，生徒児童，教員，保護者への啓発が重要である．

はじめに

一般的に紫外線(UV)により眼疾患を生じることが知られるようになったが，皮膚などの日焼けに比べて，いまだその認知度は低い．また，簡便で有効な眼部 UV 防御アイテムがあるにもかかわらず，それらの使用率も低い．特に，小児での UV 防御アイテムの使用頻度は低く，教育現場における意識も低い．本稿では小児を対象とした先行研究および筆者らが行ってきた調査結果から，紫外線蛍光撮影法(ultraviolet fluorescence photography：UVFP)[1]を用いた瞼裂斑初期変化と戸外活動時間の関係および防御アイテムによる瞼裂斑の予防効果などを紹介する．

紫外線により生じる眼疾患

UV による皮膚への影響(日焼けやシミ・シワ[2]，皮膚がん[3]など)の認知度は非常に高い．一方，眼部への影響についての認知度は低く，サングラスや眼鏡，UV カット機能付きのコンタクトレンズ(UVCL)など簡便で有用なアイテムがあるにもかかわらず，積極的に眼の UV 対策を行っている人は少ない．UV 被曝による眼疾患には，急性障害としては結膜充血や紫外線性角膜炎(雪眼炎)[4]，長期被曝での慢性障害としては瞼裂斑[5,6]，翼状片[7,8]，皮質白内障[9]~[12]，核白内障[13,14]，気候性滴状角膜症(climatic droplet keratitis，別名 spheroid degeneration)[15,16]などがある．なかでも瞼裂斑は眼部被曝量が多いと小児期から発症し，進行すると淡黄色への着色や，三角丘状に隆起するため肉眼でも容易に確認できる(図1)．瞼裂斑発症後に翼状片が発症することがあり，特に隆起の強い瞼裂斑では翼状片に移行することがあり注意を要する．隆起した瞼裂斑の周囲では涙液層が不安定になるため，角膜上皮障害を生じ，異物感やドライアイなどの症状をきたすことがある．

[*1] Natsuko HATSUSAKA，〒920-0293　石川県河北郡内灘町大学 1-1　金沢医科大学眼科学講座，助教
[*2] Hiroshi SASAKI，同，教授

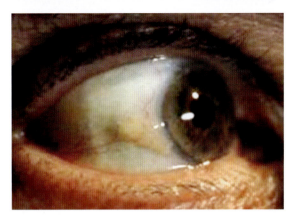

図 1. 瞼裂斑

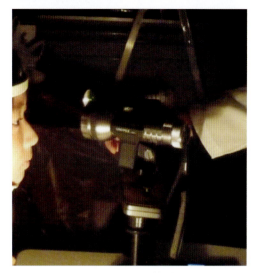

図 2. UVFP 装置

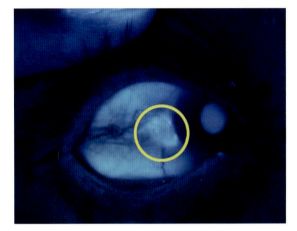

図 3. UVFP による初期瞼裂斑陽性反応

小児期の UV 被曝と UV 関連眼疾患

小児期の眼部 UV 被曝と将来の UV 関連眼疾患発症の関連については，長期の前向き調査が必要であり，現時点でその関係を証明するエビデンスは少ないが，いくつかの横断的調査において，小児期の UV 被曝によるリスク上昇が報告されている．成人の水晶体は紫外線透過率が低く，網膜まで到達する紫外線（UV-B）は 2％ 未満であるが，小児の水晶体は紫外線透過率が高く，8 歳で 35％，17 歳でも 20％ と報告されている[17]．Mackenzie らは 0〜5 歳まで過ごした土地の緯度と翼状片の相対リスクを検討し，北緯 40 度以北で過ごした者と比べ 30 度以下で過ごした者は翼状片のリスクが 44.3 倍になることを報告している[18]．これらの報告は小児期からの UV 対策の重要性を間接的に支持するものであり，さらに詳細かつエビデンスレベルの高い研究により両者の関係を証明することが求められている．

眼部 UV 被曝の指標としての小児初期瞼裂斑とその診断

小児に発症する初期瞼裂斑は肉眼で確認できないものも多いが，筆者らが開発した UVFP 装置（図 2）を用いることで容易に検出でき（図 3），肉眼での観察が困難な小児期の瞼裂斑の客観的な程度分類が可能となった．個人の眼部への UV 被曝量を正確に測定することは困難であるが，UVFP で検出される初期瞼裂斑が小児期からの総眼部 UV 被曝量の指標として有用である可能性が高く，近年注目されている．

若年者における初期瞼裂斑

Coroneo らのグループは天空紫外線レベルが高いオーストラリアの子ども 71 名（3〜15 歳）を対象に調査を行い，UVFP での初期瞼裂斑陽性率が 3〜8 歳で 0％（0/27），9〜11 歳で 26％（6/23），12〜15 歳では 81％（17/21）と，年長者ほど初期瞼裂斑の発症率が上がり，小児期から加齢とともに初期瞼裂斑有病率が増加することを報告している[1]．また，19〜22 歳のオーストラリア人女性 1,344 名を対象に，初期瞼裂斑と近視との関係を検討し，近視眼では初期瞼裂斑面積（UVFP 陽性部面積）が有意に小さいことを報告している[19]．眼部 UV 被曝が近視予防に関与していることを示す結果で

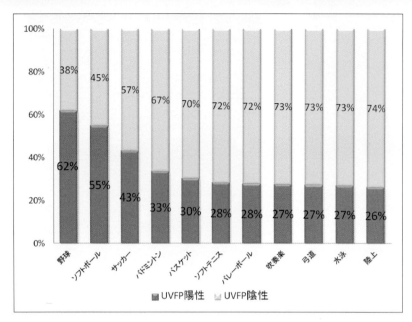

図 4.
部活動別での初期瞼裂斑
（UVFP 陽性）有病率

あり，これは年齢，性別，教育の程度，両親の近視経歴を考慮しても有意であった．

筆者らは石川県在住の小中学生とアフリカ赤道部に位置するタンザニアの小中学生を対象に初期瞼裂斑に関する調査を行った．初期瞼裂斑有病率は UV 強度が日本の約 2 倍であるタンザニア人で著しく高く，石川県の小学 1 年生での有病率が 0％であったのに対し，タンザニア人では 1 年生でも 85.7％，中学生以上では 100％であった．日本人でも中学生では 25％を超え，眼部 UV 被曝量が多くなると有病率も高くなることがわかった．中学生では野球部とソフトボール部で初期瞼裂斑の有病率が 50％を超え，サッカー部でも 43％と高値を示し，屋外部活動では眼部 UV 被曝量が多くなっていることが明らかになった（図 4）．屋外部活動は眼部 UV 被曝量増加の要因となっていることを示唆する結果であり，屋外部活動所属者では眼の UV 対策は必須である．

眼部 UV 防御アイテム

UV 防御アイテムとしては帽子，眼鏡，サングラス，UVCL がある．帽子はつばの長いものが良いが，帽子のみでの眼部 UV カット率は 50％程度であり，帽子だけでは対策として十分ではない．近年の眼鏡レンズはほとんど UV カット機能が付いており，眼鏡の使用は眼部 UV 対策としてきわめて有用であり，帽子を併用すると眼部 UV カット率は 90％以上となる．サングラスも眼鏡と同等以上の効果が得られるが，本邦では未だに小児のサングラス使用への偏見やファッションアイテムとして捉えられている側面があり，高校生以下ではほとんど使用されていないのが現状である．眼鏡とサングラスの効果の違いはフレーム形状の違いであり，レンズの色は UV カット効果には影響しない．屈折異常のない小児では，レンズの色が薄い（透明に近い）サングラスや度数のない眼鏡の使用が良いと考えられる．

屋外スポーツをしている大学生を対象に行った調査でも，約 7 割に初期の瞼裂斑がみられた．特に野球部やサッカー部所属の学生は小学生の頃から同じスポーツを続けている者が多く，UV 対策を行っていない学生の眼部 UV 被曝量は著しく多いことが予想される．長期での前向き調査が必要ではあるが，これらの学生は翼状片や白内障などの UV 関連眼疾患のハイリスク群であり，早期に疾患を発症する可能性がある．一方，眼鏡や UVCL の使用者の初期瞼裂斑有病率は低く（図 5），これらのアイテム使用が疾患予防に有効であることが確認できた．UV カット機能のないコンタクトレンズ使用者の初期瞼裂斑有病率は，アイテム未使用の裸眼の者と同等に高く，瞼裂斑予防効果がないことも確認された．製品によりカット

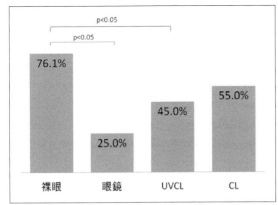

図 5. アイテム使用別での初期瞼裂斑有病率
（裸眼 vs 各アイテム使用，カイ二乗検定）
UVCL：UV カット機能付きコンタクトレンズ
CL：UV カット機能なしコンタクトレンズ

率は異なるが，UVCL は UVA を 87％以上，UVB を 98％以上をカットし，角膜全体および瞼裂斑や翼状片ができる輪部と結膜の一部をカバーするため UV 関連疾患の予防効果が高いことは容易に予想できるが，その有用性はこれまで不明であり，本研究により初期瞼裂斑の予防に UVCL が有効であることが初めて確認できた．定期的に屋外スポーツをする生徒児童・学生では，運動時に邪魔にならず，安全性が高い UVCL の使用を推奨したい．使用感などを重視し，UV カット機能のないコンタクトレンズが処方されることも多いが，屋外活動の頻度を考慮したうえで，対策が必要と考えられる場合，眼科医は UVCL を推奨すべきであると考える．

近視と UVCL

近年，若年者における近視眼，強度近視眼が増加している．強度近視者では眼球がやや突出していることが多く，正視眼に比べ眼瞼による UV カット効果が期待しにくい．強度近視眼では硝子体の液化を生じやすく，それに伴い硝子体中のアスコルビン酸レベルが低下するため，40 歳代から核白内障を生じることがある．強度近視眼が眼鏡ではなく UV カット機能のないコンタクトレンズを使用すると，屋外活動時における眼部 UV 被曝量は非常に多くなり，核白内障を含め UV 関連眼疾患のリスクは著しく高くなる可能性がある．屋外活動が多い強度近視眼におけるコンタクトレンズ処方において，UVCL は必須であると考える．

おわりに

小児期からの眼部 UV 被曝と将来の眼疾患発症の関連についてはまだエビデンスが少ないが，屋外スポーツ部に所属している生徒児童・学生では初期瞼裂斑有病率が高く，他の UV 関連眼疾患発症のリスクも高い可能性がある．眼部 UV 対策は簡便かつ高い効果が期待できるので，眼科医による患者指導に加え，生徒児童・学生，保護者，教育現場における啓発が重要である．

文　献

1) Ooi JL, Sharma NS, Papalkar D, et al：Ultraviolet fluorescence photography to detect early sun damage in the eyes of school-aged children. Am J Ophthalmol, **141**：294-298, 2006.
   Summary　初期瞼裂斑を UVFP を用いて検討した文献．
2) 市橋正光：皮膚のアンチエイジング 女性のしわ，たるみ，シミを防ぐには．Modern Physician, **34**：1260-1267，2014.
3) 船坂陽子：紫外線とがん．成人病と生活習慣病, **45**：1211-1214，2015.
4) Pitts DG, Bergmanson JP, Chu LW：Ultrastructural analysis of corneal exposure to UV radiation. Acta Ophthalmol (Copenh), **65**：263-273, 1987.
5) Wittenberg S：Solar radiation and the eye：a review of knowledge relevant to eye care. Am J Optom Physiol Opt, **63**：676-689, 1986.
6) Kaji Y, Oshika T, Okamoto F, et al：Immunohistochemical localization of d-β-aspartic acid in pingueculae. Br J Ophthalmol, **93**：974-976, 2009.
7) Threlfall TJ, English DR：Sun exposure and pterygium of the eye：A dose-response curve. Am J Ophthalmol, **128**：280-287, 1999.
8) McCarty CA, Fu CL, Taylor HR：Epidemiology of pterygium in Victoria, Australia. Br J Ophthalmol, **84**：289-292, 2000.
9) Taylor HR, West SK, Rosenthal FS, et al：Effect of ultraviolet radiation on cataract formation. N Engl J Med, **319**：1429-1433, 1988.

10) West SK, Duncan DD, Munoz B, et al : Sunlight exposure and risk of lens opacities in a population-based study : the Salisbury Eye Evaluation project. JAMA, **280** : 714-718, 1998.

11) Cruickshanks KJ, Klein BE, Klein R : Ultraviolet light exposure and lens opacities : the Beaver Dam Eye Study. AM J Public Health, **82** : 1658-1662, 1992.

12) Bochow TW, West SK, Azar A, et al : Ultraviolet light exposure and risk of posterior subcapsular cataracts. Arch Ophthalmol, **107** : 369-372, 1989.

13) Giblin FJ, Leverenz VR, Padgaonkar VA, et al : UVA light in vivo reaches the nucleus of the guinea pig lens and produces deleterious, oxidative effects. Exp Eye Res, **75** : 445-458, 2002.

14) Sasaki H, Jonasson F, Shui YB, et al : High prevalence of nuclear cataract in the population of tropical and subtropical areas. Dev Ophthalmol, **35** : 60-69, 2002.

15) Belkin M : Climatic droplet keratopathy. Ophthalmology, **101** : 1646-1648, 1994.

16) Kaji Y, Oshika T, Takazawa Y, et al : Immunohistochemical localization of d-β-aspartic acid-containing proteins in climatic droplet keratopathy. Br J Ophthalmol, **93** : 977-979, 2009.

17) van Kuijk FJ : Effects of ultraviolet light on the eye : role of protective glasses. Environ Health Perspect, **96** : 177-184, 1991.

18) Mackenzie FD, Hirst LW, Battistutta D, et al : Risk analysis in the development of pterygia. Ophthalmology, **99** : 1056-1061, 1992.

19) McKnight CM, Sherwin JC, Yazar S, et al : Myopia in young adults is inversely related to an objective marker of ocular sun exposure : the Western Australian Raine cohort study. Am J Ophthalmol, **158** : 1079-1085, 2014.
Summary 近視眼では UVFP 陽性部面積が有意に小さいことを示した文献.

特集／スポーツ眼科 A to Z

外傷と予防

学校におけるスポーツ眼外傷の実態と対策について

宮浦　徹*

Key Words : スポーツ眼外傷（sports eye trauma），日本スポーツ振興センター（Japan Sport Council : JSC），事故例検索データベース（injury and accident mutual aid benefit system : IAMABS），自打球（contacting own batted balls），保護眼鏡（eye protector）

Abstract : 学校における重度の眼外傷は避けなければならない．日本スポーツ振興センターの基本統計資料，事故例検索データベース等を用いて，学校での眼外傷の実態を調べ，その対策について検討した．眼外傷はスポーツ時，特に球技で多く発生し，年間受傷率ではソフトボール，野球が高率であった．障害を残す重度の眼外傷は野球が最多で，以下サッカー，バドミントン，ソフトボールの順となり，上位 9 種目はすべて球技であった．個々の障害例を調べ，保護眼鏡の使用について検討した．野球・ソフトボールでは打席，トスバッティング時の装用により自打球による受傷を回避でき，トスバッティングではトスする者も装用すべきである．バドミントンでは対面プレーとシャトル出しでの装用で効率良く障害例を減らせることがわかった．なお保護眼鏡の開発，普及には関係団体の協力が欠かせない．

はじめに

子どもたちは危険を回避する能力が低いため，学校の管理下においても，さまざまな場面においてけがをする．そのことによって子どもたちは危険を察知し，とっさに回避する能力を身につけるようになっていくのであるが，心身の発達を育むべき学校において，障害を残すような重度の外傷は避けなければならない．本稿では日本スポーツ振興センター（以下，センター）の基本統計資料，学校事故例検索データベース（以下，検索データベース）を用いながら，学校におけるスポーツ眼外傷について述べ，併せてスポーツ眼障害の予防について言及する．

学校における負傷全般（一部疾病を含む）の発生状況

センターの基本統計資料より得られた，学校における負傷発生時の状況（2015 年度）を図 1 に示す．小学校での負傷の半数近くにあたる 47.6%は休憩時間に発生しているが，中学校，高校では課外指導（部活動）での発生がそれぞれ 51.4%，60.5%と最も多くなっている．小学校，中学校，高校を通じて 2 番目に多かったのが教科等（授業時）での発生でそれぞれ 28.5%，24.8%，21.8%を占めていた．課外指導の多くは運動部によるもので，教科等の多くは体育授業によるものであった．さらに，こうした運動部，体育授業での負傷例をスポーツの区分別に集計すると（図 2），学校種にかかわらず球技による発生が最も多いことがわかった[1]．特に中学校，高校ではそれぞれ 73.7%，81.0%と，球技が大半を占めていた．こ

* Toru MIYAURA, 〒564-0051　吹田市豊津町 13-44-205　宮浦眼科，院長

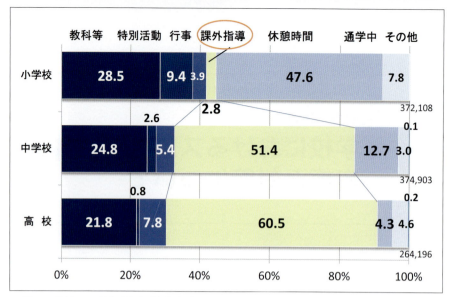

図 1. 学校での負傷(含疾病)発生時の状況(2015 年度)(日本スポーツ振興センター)

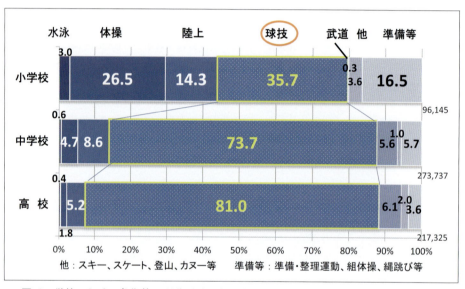

図 2. 学校における負傷等の運動区分別割合(2015 年度)(日本スポーツ振興センター)

うした傾向は筆者が以前に調査した結果と比べて大きな変化はなかった[2].

そこで,対象を中学校と高校の球技に絞り,部位別・種目別集計により得られた1年間の球技種目別眼外傷数を,それぞれの部員数で除することにより得られたのが図3,4の球技種目別の眼外傷年間受傷率(2014 年度)である[3].ただし部員数はセンターの資料にないため,中学校は日本中学校体育連盟の,高校は日本高等学校体育連盟および日本高等学校野球連盟の登録者数を用いた.これら連盟への加入は学校の義務になっていないた

め,正確な年間受傷率とはいえないが,これにより眼外傷を起こしやすい種目のおおよそが把握できるものと考えている.ソフトボール,野球はいずれも中学校,高校ともに眼外傷の年間受傷率が高く,受傷しやすい種目であることがいえる.一方,バレーボール,卓球では中学校,高校ともに年間受傷率が低く,眼外傷を受傷しにくいことがわかる.

学校における重度の眼外傷

学校における軽度の負傷を含む外傷全体の部位

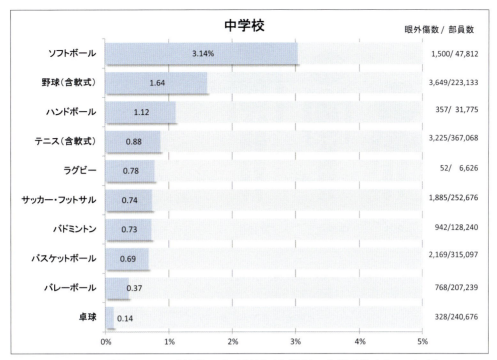

図 3. 中学校における球技種目別，眼外傷（含軽度）の年間受傷率（2014 年度）
（日本スポーツ振興センター，日本中学校体育連盟）

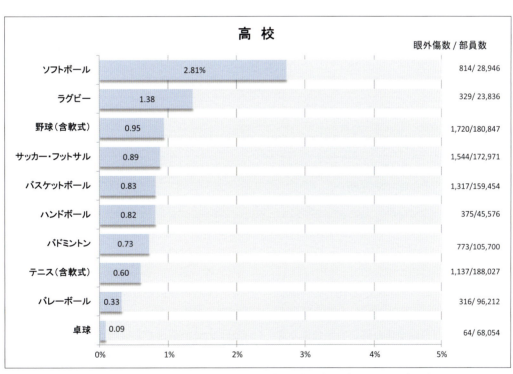

図 4. 高校における球技種目別，眼外傷（含軽度）の年間受傷率（2014 年度）
（日本スポーツ振興センター，日本高等学校体育連盟，日本高校野球連盟）

別集計（2014 年度）によると，眼部の割合は幼稚園では 12.4％，小学校では 9.4％，中学校では 6.6％，高校では 4.2％と学校が進むにつれて減少する（図 5）．年度ごとに多少の変化はみられるが，危険を回避する身体能力が成長とともに高まるためと考えられている．しかし，この値に比べて眼

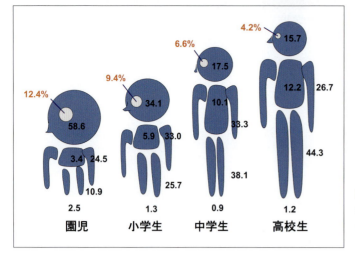

図 5.
学校での負傷の部位別発生状況(2014年度)
(日本スポーツ振興センター)

表 1. 障害の内容別,学校別発生件数(2014年度)
(日本スポーツ振興センター)

	小学校	中学校	高 校	幼稚園 保育園	支援 学校	計(%)
歯牙障害	11	26	46	0	6	89 (21.8)
視力・眼球運動障害	16 (16.7%)	33 (26.8)	34 (21.8)	0 (0.0)	0	83 (20.3)
手指切断・機能障害	11	8	12	0	1	32 (7.8)
上肢切断・機能障害	6	6	0	0	0	12 (2.9)
足指切断・機能障害	0	0	2	0	0	2 (0.5)
下肢切断・機能障害	1	2	5	0	2	10 (2.4)
精神・神経障害	10	16	20	1	0	47 (11.5)
胸腹部臓器障害	2	5	17	0	0	24 (5.9)
外貌・露出部醜状障害	37	19	15	20	3	94 (23.0)
聴力障害	1	2	1	1	0	5 (1.2)
脊柱障害	1	6	4	0	0	11 (2.7)
そしゃく機能障害	0	0	0	0	0	0 (0.0)
計	96	123	156	22	12	409 (100.0)

障害を残す重度の眼外傷の割合(2014年度)(表1)は,幼稚園では0.0%,小学校では16.7%,中学校では26.8%,高校では21.8%と幼稚園以外では軽度の負傷を含む外傷全体の部位別割合より高率となる.すなわち,幼稚園を除けば眼部の外傷は体の他の部位に比べて障害を残しやすく,学校が進むほどその傾向が強まることがわかった.

障害を残す重度の眼外傷の発生状況は,先に述べた負傷全般の発生状況と同様で,2014年度の障害例をみると,小学校では休憩時間におけるアクシデント,遊び・ふざけ合いによるものが多く,中学校,高校になると運動部や体育授業などスポーツ時の事故がほとんどを占めていた(表2).また,障害を残したスポーツ眼外傷66例中62例(93.9%)が球技であった.一方,2005〜15年度の11年間で眼障害の発生が多かったスポーツ種目をセンターの検索データベースを用いて種目別に調べてみると,11年間でのスポーツ眼障害総数758例中,野球321件(42.3%),サッカー155件(20.4%),バドミントン60件(7.9%),ソフトボール34件(4.5%),バスケットボール30件(4.0%),テニス28件(3.7%)など,上位9位まではすべて

表 2. 眼障害例の原因別,学校別発生状況(2014年度)(日本スポーツ振興センター)

	小学校	中学校	高校	合計(%)
スポーツ	4	23	39	66(79.5)
遊び・ふざけ	3	1	1	5(6.0)
けんか	0	1	2	3(3.6)
アクシデント他	5	3	1	9(10.8)
計	12	28	43	83

スポーツ 66 例中,球技 62 例,他 4 例(組体操・弓道・柔道・登山各 1 例)

表 3. 2005〜15 年度の 11 年間で障害を残したスポーツ眼外傷数 (種目別上位 10 種目)(日本スポーツ振興センター)

種 目	小学校	中学校	高校	合　計
野球(含軟式)	1	127	193	321
サッカー(含フットサル)	23	64	68	155
バドミントン	0	29	31	60
ソフトボール	4	14	16	34
バスケットボール	7	16	7	30
テニス(含軟式)	0	17	11	28
ラグビー	0	2	16	18
バレーボール	1	9	3	13
ハンドボール	0	7	4	11
柔道	0	3	6	9

球技が占めていることがわかった(表 3).さらに 11 年間のスポーツによる眼障害総数 758 例中,球技が占める割合は 682 例(90.0%)と高率であった.

それぞれの種目で使用するボールの大きさ,性状,形,質量などにより眼外傷の内容は異なり,さらに事故の状況においても,例えばボールによる打撲でも投球,打球,蹴球,跳ね返った球などによって外傷の程度も変わる.また,ボール以外の原因,接触プレーによるもの,ラケットやバット,ネットのワイヤーなど用具によるものなどさまざまなケースがある[4].

以下,センターの検索データベースで調べた 2005〜15 年までの個々の症例データから得られた,障害の多い上位種目の特徴を述べておく.

1.野球(含軟式)

野球によるものが,スポーツ眼障害の 42.3%を占めていた.障害例の事故発生状況では自打球,捕球,複数プレーでの受傷が多く,以下バッティングマシーン(以下,マシーン),球出し(トス),打撃投手が続く.特に自打球による障害が約 1/3 を占めていた.近年普及したマシーンに絡んだ受傷が増えており,現場での対策が求められている.授業で野球はあまり行われないためか,障害例のほとんどが部活動での受傷であった.

2.サッカー(含フットサル)

野球に次いで多かったのがサッカーで,部活動での受傷が大半を占めていたが,体育の授業・休憩時間による受傷も約 1/3 にみられた.ボールは大きく眼窩内に入り込む余地はないが,至近距離から蹴ったボール,跳ね返ったボールなどによる例が多く,強い眼球打撲により網膜剝離,吹き抜け骨折などの眼障害に至ると考えている.

2014 年度の単年度集計でも,軽度の負傷を含む眼外傷全般の発生件数は,中学校では野球,テニス,バスケットボールに次いで多く,高校では野球に次いで 2 番目に多かった.

3.バドミントン

軽度の負傷を含む眼外傷全般の年間受傷率(2014 年度)では,中学校,高校ともに 10 種目中 7 位と低く,眼外傷の総発生件数も決して多くなかった.しかし,シャトルのコルクの部分が眼窩に深く陥入するために眼に当たると眼障害を招きやすく,野球,サッカーに次いで眼障害の多い特異な種目といえる.スマッシュの初速は時速 200〜300 km と速いが,羽根(ガチョウ,アヒル,ナイロン)の抵抗により減速しやすく,至近距離での打球が障害を招いている.ネットプレーでの至近距離からのスマッシュ,ダブルス前衛の振り向きざま,シャトル出し(トス),ラケットによるものなどで重度の眼外傷が多い.体育の授業での受傷による眼障害例も多く,1/3 を占めていた.

4.ソフトボール

ソフトボールは中学校,高校を通じて最も眼外傷の年間受傷率が高い種目であるが,部員総数が少ないため障害件数では野球,サッカー,バドミントンに次いで 4 番目であった.また部員の半数以上が女子のため,女子の受傷者が多い特徴があ

る．受傷者の男女比率と部員の男女比率はほぼ同じであり，特に女子が受傷しやすい傾向はなかった．

障害例の事故発生状況は野球と同様，捕球，複数プレー，打撃投手，自打球，マシーン，球出し（トス）などが挙げられるが，野球のように自打球が特別に多い傾向はなかった．

5．バスケットボール

バスケットボールの部員数は中学校ではテニスに次いで2番目に多いが，高校では部員数が半減するためか，障害件数は後述するテニス，バレーボールと同様に高校よりも中学校での眼障害数が多かった．障害例の事故発生状況では接触プレーによるものが半数以上で，ボールによる打撲は2割程度であった．体育の授業と休憩時間での受傷で眼障害に至るものが他種目と比べて多く，約半数を占めていた．

6．テニス（含ソフトテニス）

障害例の事故発生状況ではサーブ・ボレーの練習，コート内複数プレーの他，直接プレーに参加していないケース（球拾い，順番待ち，ネットワイヤー）での受傷が多かった．ボールによる受傷の他，ラケットによるものが2割程度にみられた．

7．ラグビー

部員数が少ないため，軽度の負傷を含む眼外傷の総数は少ないが，眼外傷の年間受傷率は高校ではソフトボールに次いで2番目に高かった．11年間で18例の眼障害例は，すべて部活動時に起きている．事故発生状況ではボールによる打撲は1例のみで，頭，肩，肘，指，膝など，接触プレーによる障害がほとんどを占めていた．

8．バレーボール

軽度の負傷を含む眼外傷の年間受傷率は中学校，高校ともに卓球に次いで低かった．レシーブ時の受傷が眼障害に至った例が11例中5例と多かったが，このうちボールによるものは2例のみであった．またスパイク，ブロックなどネットプレーに絡んだものは1例のみであった．ネットのワイヤーによるものが1例あった．

9．ハンドボール

中学校における軽度の負傷を含む眼外傷の年間受傷率はソフトボール，野球に次いで高かったが，部員数が少ないためか，11年間の眼障害は11例であった．サッカーボールとほぼ同じ重さで少し小さいボールのため注意が必要である．障害例のほとんどがゴール付近で起きており，接触プレーが6例，シュートボールが4例であった．

スポーツ眼障害の予防

学校での眼障害の大部分はスポーツ眼外傷によるものであり，その多くが球技による眼外傷に起因している．現場で指導にあたる者は設備・用具の安全点検（練習用防護ネット，グラウンドの整備など），グラウンド・体育館の使用管理（複数プレーの同時進行），集中力が途切れないように過剰な練習は控えるなどの安全管理を常に心掛けるべきであり，これらを遵守することで多くのスポーツ眼障害の発生を防ぐことができる．

そのうえで今後，適正な保護眼鏡，スポーツ眼鏡など（以下，保護眼鏡）の開発・普及が望まれる[5)6)]．これら保護眼鏡の学校での普及にあたっては品質が確保されており，プレーの妨げにならないことはもちろんのこと，安価であること，児童生徒が装用したくなる優れたデザインであること，さらに学校関係者や関連団体の理解と協力が欠かせない．とは言え，生徒たちに練習，試合を問わず保護眼鏡を装用させることは容易ではない．種目ごとに効率の良い保護眼鏡の使用方法を以下のごとく検討してみた．

種目別保護眼鏡について

保護眼鏡の条件の中に「個々のプレーの妨げにならないこと」がある．そのため，ヘディングの妨げになるサッカー，接触プレーの多いバスケットボール，ラグビー，ハンドボール，さらに武道，格闘技などでの普及は難しいものと考えている．逆に保護眼鏡の使用により眼障害が減少することが期待でき，プレー上大きな妨げになりにくいと

思われる野球・ソフトボール，バドミントン，テニスについて検討してみた．

1. 野球・ソフトボール

ファールチップしたボールがバットに当たってから顔面に達するまでの時間は0.05秒であり，自打球は回避不可能なことが報告されている[7]．そこで打席に立つ時にはヘルメットに加えて保護眼鏡の装用を義務づけることが望まれる．自打球による眼外傷を防止できれば，野球による眼障害の1/3を減らすことができることになる．さらにマシーン使用時やトスバッティングの練習では打者だけでなく，周囲の者にも保護眼鏡の装用を義務づければ野球による眼障害を大幅に減らすことができるものと考えている．ただ，野球の硬球は重く(145g)，その打球の破壊力は強力なため，保護眼鏡にはレンズやフレームに相当の強度が求められる．価格面のハードルも高く，学校現場で使用されるようになるには学校関係者だけでなく，競技や開発に関わる団体の協力が必須である．

2. バドミントン

ネットをはさんでの対面プレーにおいてはシングル，ダブルスに関わらず保護眼鏡を装用すべきである．さらにシャトル出しでトスする者が保護眼鏡を装用すれば，先のデータではほとんどの眼障害を予防できることになる．シャトルの重量は5g前後と球技では卓球(2.7g前後)に次いで軽いため，今後の検証が必要であるが，眼鏡のレンズやフレームに求められる強度レベルはさほど高くないと考えている．そのぶん軽量で安価な眼鏡ができれば，学校現場での普及が期待できる．

3. テニス

テニスの眼障害例はプレー中の受傷よりもプレーをしていないとき，例えば球拾い，順番待ち，ネットワイヤーなどでの受傷のほうが多く，競技における保護眼鏡の装用効果は野球・ソフトボールやバドミントンに比べて少ないと考えている．

おわりに

本稿では，学校保健の観点からスポーツ眼外傷，特に眼障害を招く重度のスポーツ眼外傷のデータをもとにその対策を検討した．多くの眼障害例がみられた種目のうち，野球・ソフトボール，バドミントンに対する保護眼鏡の開発・普及が進めば眼障害の大幅な減少が期待できることがわかった．なお，学校の運動部としては稀ではあるが，ホッケー，ラクロスなどの球技に対してのアイガードや保護眼鏡についても今後対策を検討しておくべきである．

文 献

1) 日本スポーツ振興センター：学校管理下の災害(平成28年度版)．2016．
2) 宮浦 徹，中川やよい，澤井貞子ほか：学校におけるスポーツ眼外傷の傾向と対策．第39回全国学校保健・学校医大会大会誌，249-256，2008．
3) 日本スポーツ振興センター：学校管理下の災害(平成27年度版)．2015．
4) 宮浦 徹：眼科領域における事故と予防—スポーツ眼外傷—．日医師会誌，**146**(7)：777-778，2017．
   Summary 学校保健の観点から，障害を残した重度の眼外傷の多い球技種目について解説．
5) 枝川 宏：学校におけるスポーツ眼外傷の実態とその対策．学校でのスポーツ事故を防ぐために成果報告書(平成28年度)，日本スポーツ振興センター，pp.95-101，2016．
   Summary スポーツ庁から委託されたセンターの事業，眼外傷全般にわたり簡潔にまとめられている．
6) 枝川 宏：特殊な眼鏡 スポーツ眼鏡．あたらしい眼科，**32**(臨増)：95-98，2015．
7) 楠本欣司，北村光司，西田佳史ほか：スポーツ障害サーベランスとビデオサーベランスを用いた野球顔面部障害の分析．第17回SICEシステムインテグレーション講演会，2016．
   Summary 自打球の計測・制御・システム工学による検証は興味深い．

特集／スポーツ眼科 A to Z

外傷と予防

スポーツ眼外傷とその予防について

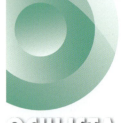

枝川　宏*

Key Words: スポーツ眼外傷 (sports eye trauma), 眼外傷 (ocular trauma), 保護眼鏡 (protective eyewear), スポーツゴーグル (sports goggles), アイガード (eye guard), スポーツ眼鏡 (sports glasses)

Abstract: 我が国では学校で起こる眼外傷の7割はスポーツ眼外傷である．しかも，後遺症は歯牙とならんで多い．しかし，現在のところ我が国ではスポーツ眼外傷の予防対策は十分に行われているとはいえない．

米国ではスポーツのときに眼を守るための保護眼鏡の製品規格が作られていて，米国眼科学会 (American Academy of Ophthalmology) はスポーツ眼外傷の9割は保護眼鏡で予防することができると表明している．しかし，我が国ではスポーツにおける保護眼鏡の製品規格があるのはスキーやスイミングのゴーグルだけで，眼外傷が多い競技種目で使用する保護眼鏡の製品規格は作られていない．今後我が国でもスポーツ用の保護眼鏡の製品規格を作り，予防対策の1つとして取り上げてもらう必要がある．

はじめに

独立行政法人日本スポーツ振興センター (Japan Sport Council: JSC) の資料[1]によると，スポーツによる眼外傷は学校で起こる眼外傷の事故の約7割を占めている．また，事故後に何らかの後遺症が残り JSC から障害見舞金の給付を受けている学生の割合は歯牙と並んで多い．そのため，スポーツ中の事故から眼を守るためには，以前からさまざまな方法が提案されている．最近はスポーツのときに眼を守るスポーツ用保護眼鏡を使用することも検討されている．

スポーツ眼外傷

1. 原因について

スポーツ眼外傷の原因にはボールや人などの接触による衝撃の他に，ちり・埃・風(乾燥)・塩素(プール)・化学物質(グラウンドに引く白線の消石灰)などがある．また，屋外で行う競技種目の選手は紫外線の影響が大きい[2]．JSC の報告[1]では，スポーツ眼外傷の原因で多いのは「ボールが当たる」「他者との接触」「転倒・落下」などである．スポーツ眼外傷は眼に衝撃を与える物の大きさによって異なる．眼窩よりも小さいボールや指が眼に当たる場合は前眼部への衝撃が強いために，角膜・結膜・虹彩・水晶体などへの障害が多い．また，眼窩よりも大きなボールや肘が眼に当たる場合は後眼部への衝撃が強いために，硝子体・網膜・脈絡膜・網膜への障害，視神経の障害，眼窩底骨折などがみられる．

2. 後遺症について

スポーツ眼外傷の後遺症は，睫毛の欠損のような軽度なものから，視力低下のような重度なものまでさまざまである．JSC では学校におけるスポーツ眼外傷の後遺症の程度を1～14級に分類し

---

* Hiroshi EDAGAWA, 〒153-0065　東京都目黒区中町 1-25-12 ロワイヤル目黒1階　医療法人社団慈眼白山会えだがわ眼科クリニック，院長

て，その程度に合わせて障害見舞金の給付を行っている．JSC の過去 10 年間の統計[1]では眼外傷による後遺症は歯牙と並んで多く，その約 8 割は球技で起こっている．眼外傷の後遺症が多い競技種目としては野球・サッカー・バスケットボール・ソフトボールなどだが，競技人口 10 万人あたりの運動部活動で表すと第 2 位はラグビーとなり，ラグビーも危険性は高い．

スポーツ眼外傷からの眼の保護

1．スポーツ用保護眼鏡の必要性について

スポーツ外傷を防ぐためには，グラウンドや器具の整備，ルールの遵守，競技への集中力の徹底，競技能力のレベルを合わせるなど，さまざまな方法が提案されている．しかし，スポーツ眼外傷を防ぐためには，これらの方法だけでは不十分である．スポーツ眼外傷の事故が多い野球の事例を JSC の学校事故事例検索データベースでみると，その多くはバッティングのときの自打球やイレギュラーバウンドによる捕球ミスなど，ボールが選手の近距離から高速度で飛んでくる状況で起こっている．

産業技術総合研究所の野球ボールによる顔面部傷害についての調査では，打者が打ったファウルチップが本人の眼に当たる時間は 0.05±0.02 秒で，人の視覚刺激の反応速度 0.18〜0.20 秒よりも短かった．したがって，自打球から選手が回避することやこれまで提案されている方法で眼を守ることは不可能なので，野球における顔面部の傷害予防策として「アイガード」や「フェイスマスク」などを使用する必要があると報告している[3]．米国眼科学会（American Academy of Ophthalmology：AAO）は以前からスポーツ眼外傷の 9 割はスポーツ用保護眼鏡で予防できると表明している．また，AAO と米国小児科学会（American Academy of Pediatrics）は，子どもがスポーツをするときは参加者全員に眼の保護装具をすることを強く推奨している．

2．学校現場の状況について

JSC ではスポーツ眼外傷の状況を知るために，子どもの体育活動に携わっている教師や指導者 299 名にアンケート調査を行った．約半数の人は子どものスポーツ眼外傷をみた経験があって，8 割の人が運動中の眼のけがを予防するには特別の対策が必要と答えていた．しかし，実際に予防対策を実行していたのはその半数で，行われていた予防対策は主に防球ネットを張る・声掛け・照明や環境の整備などであった．眼や顔部を衝撃から守るスポーツ用保護眼鏡を知っていたのは半数で，体育活動中にそれらを子どもに装着させていた人は予防対策をしていた人の約 3 割だった．このようにほとんどの教師や指導者はスポーツ眼外傷の予防は重要で何らかの対策が必要であると考えているにもかかわらず，予防を実践しているのは半数だけだった[4]．

眼の保護装具

1．種　類

スポーツ眼外傷から眼を守る保護装具には，眼だけを保護するスポーツゴーグル，アイガード，スポーツ用保護眼鏡（図 1），眼と顔部を保護するフェイスマスク（図 2），眼と顔部だけでなく頭部も保護するヘルメットとの一体型（図 3）がある．スポーツ用保護眼鏡は野球・スカッシュ・自転車・ビーチバレーなどで使用される眼鏡型と，スキー・スノーボードなどで使用されるゴーグル型がある（図 4）．フェイスマスクはアイスホッケーのゴールキーパー・野球の守備練習で使用され，ヘルメットとの一体型はアイスホッケー・アメリカンフットボールなどで使用される．また，プール競技ではカップ型が使用される（図 5）．

2．製品規格

a）スポーツ用保護眼鏡に必要な安全性

スポーツ用保護眼鏡はさまざまなスポーツ眼外傷から眼を保護する安全性の高いものが必要である．そのためにはレンズは衝撃に強いものを使用する必要がある．フレームは視野が広く，軽くて

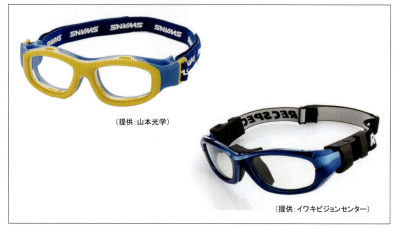

図 1. スポーツ用保護眼鏡

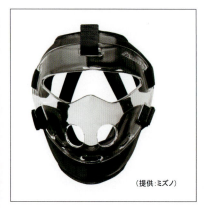

図 2. フェイスマスク型

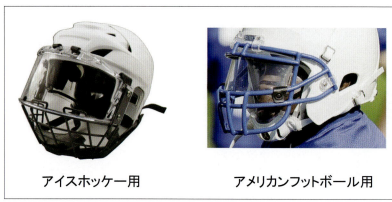

図 3. ヘルメットと一体型

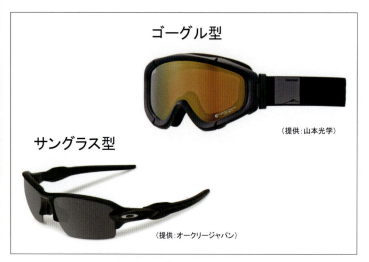

図 4. スポーツ用保護眼鏡

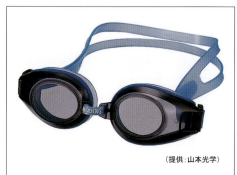

図 5. スイミング用保護眼鏡

ずれにくいもので,視力の矯正が必要な場合は適切なレンズが入れられるものでなければならない(表1).

b)各国の製品規格について

スポーツ用保護眼鏡の製品規格はイギリスではスイミングゴーグルやスカッシュ,カナダではラケットスポーツやアイスホッケー,オーストラリアやニュージーランドではクリケットやラケットスポーツなどで作られている.アメリカではAmerican Society for Testing and Materials

表 1. 各国のスポーツ用保護眼鏡の製品規格

国 名	規格番号	規格名称
オーストラリア	AS1609-1981	オートバイ／車のドライバーの眼の保護
オーストラリア／ニュージーランド	AS・NZS4066-1992	ラケットスポーツの眼の保護
オーストラリア／ニュージーランド	AS・NZS4499.3-1997	クリケット　フェイスガード
米国	ASTM F1776-01	ペイントボール
米国	ASTM F803-03	セレクトスポーツ：ラケットボール，フィールドホッケー，バスケットボール等の衝撃を伴うボールスポーツ
イギリス	BS5883：1996	スイミングゴーグル
イギリス	BS7930：1998	スカッシュ
カナダ	CASP400-M1982	ラケットスポーツの眼の保護
カナダ	CAS/CSAZ262.2-M90	アイスホッケープレーヤーの顔面保護とバイザー
日本	JISS7027	スキーゴーグル
日本	JISS7301	スイミングゴーグル

表 2. ASTM 規格と使用競技種目

ASTM 規格	競技種目
ASTM F803	ラケットスポーツ，女性ラクロス，フィールドホッケー，野球，バスケットボール
ASTM F513	ホッケー選手用の眼球および顔面保護具
ASTM F1776	ペイントボールスポーツの選手が使用する眼の保護具
ASTM F1587	アイスホッケーのゴールテンダーのための頭と顔の保護装置
ASTM F910	青少年野球のためのフェイスガード
ASTM F659	アルペンスキー用の耐衝撃性の高い眼の保護装置

International (ASTM International) が Standard Specification Eye Protectors for selected Sports の中で，さまざまな競技種目を対象に保護装具の安全規格を作っている．そして，AAO は競技種目による眼外傷の危険度を「高度」「中等度」「低度」「安全」に分類して，青少年のアスリートに対して危険度によって ASTM International 規格の各種保護装具を使用することを推奨している[5]（表 2）．我が国では日本工業規格（Japan Industrial Standards：JIS）にスキーやスイミングのゴーグルの製品規格がある．スポーツを対象とした製品規格はフレームやレンズだけの単体のものはどこの国にもなく，さまざまな職業上の危険から眼を保護することを前提として作られている工業用の製品規格がスポーツに準用されている．したがって，各国の規格は，フレームにレンズが入った製品としての製品規格である．外国ではスポーツ用保護眼鏡の製品規格は主に球技種目で作られているが，我が国ではスポーツ眼外傷の 8 割が球技種目であるにもかかわらず，球技種目を対象とした保護装具の製品規格は作られていない．

3．スポーツ用保護眼鏡の現状

現在我が国では ASTM International の規格に合格した製品が販売されている一方で，インターネットやスポーツ店では製品規格の表示のない製品やレンズにプラスチックを使用しているような安全性に問題のある製品も販売されている．これは我が国でスポーツ用保護眼鏡についてあまり理解されていないことや，スポーツ用保護眼鏡の販売価格がフレームだけで 1～2 万円，度数の入ったポリカーボネートレンズを使用すると 3～5 万円と高価であることなどが原因と考えられる．

4．特　徴

a）フレーム

フレームは安全で軽いこと，十分な視野が確保できるなどのプレーで邪魔にならないもので，プレー中にずれないものを選択する．フレームは軽量化と安全性のためにポリカーボネートが使われ

ているものが多く，軽いものではレンズを含めて約20ｇ程度のものもある．フロント部分は顔に沿ったカーブで眼を覆うようになっていて，広い視野が得られて紫外線や埃が眼に入りにくくなっている．テンプル部分は頭部に沿うように内側に弯曲している．テンプルエンドはまっすぐだが内側に曲げることができ，汗・水分で摩擦が増加してずれにくくなるラバーが使用されている．ノーズパットもテンプル部分と同様のラバーが使用されていて，鼻高や鼻幅に合わせて調整できるものもある．

b) レンズ

使用されているレンズの材質はプラスチックやポリカーボネートである．プラスチックは衝撃で割れやすい欠点はあるが，安価なために多く使用されている．ポリカーボネートはガラスの約200倍，プラスチックの約30倍の強度があって衝撃に強いが，アッベ数が通常のレンズよりも低いために色がにじんで見えることや，値段がプラスチックに比べて高価なことが欠点として挙げられる．また，そり角が大きいフレームに使用する曲率の高いレンズでは，歪み・度数の誤差・非点収差が生じるので，プリズムでそれらを補正している．

レンズの表面は，付着した水滴が粒状になって広がりにくくなる撥水処理がされていて，視界が水滴で妨げられないようになっている．レンズの着色はレンズに練り混ぜられた染色液で行われていて，紫外線吸収材も一体成型されている．そのため，レンズの表面に傷が入っても色落ちや紫外線吸収能力の低下は起きない．

処　方

視力矯正の必要な選手がスポーツ用保護眼鏡を使用するときは，視力矯正と眼の保護を眼鏡だけで行う方法や，視力矯正はコンタクトレンズ(CL)・Ortho-K・角膜矯正手術で行って，眼の保護を眼鏡で行う方法がある．眼鏡で視力矯正ができない選手は，左右眼の屈折度数の差が著しい不同視の選手，ポリカーボネートのレンズで加工できる範囲を超えた度数の選手などである．子どもではCLによる視力矯正が難しいことから，スポーツ用保護眼鏡で視力矯正をすることが多くなる．

また，そり角が大きいデザインのフレームに矯正度数が入ったレンズを処方する場合は，頂点間距離が不適当になることや視線がbaseoutになることがあるので，注意が必要である．子どもでは顔の形が大人よりも平面に近いので，そり角が大きいフレームは適さない．

おわりに

AAOはスポーツ眼外傷の9割を保護眼鏡で予防できると表明している．しかし，我が国ではスポーツ用保護眼鏡に対する取り組みは，ほとんど行われていない．その理由としてほとんどの競技種目で製品規格がないことや，その有効性があまり知られていないことが挙げられる．今後は我が国でもスポーツ用保護眼鏡の製品規格の作成と，その規格に合った製品作りや認定が行われることが必要である．また，一般の人々にスポーツ用保護眼鏡が眼を守るためにはとても有効であることを知ってもらうことも重要である．今後我が国のスポーツ眼外傷をさらに減少させるには，スポーツ用保護眼鏡がスポーツ現場で進んで使用されるような環境を整備することが望まれる．

文　献

1) 日本スポーツ振興センター：平成28年度スポーツ庁委託事業スポーツ事故防止対策推進事業「学校でのスポーツ事故を防ぐために」成果報告書. pp. 253-261, 2017.
2) 佐々木　洋：目にも紫外線対策を．ジョンソン・エンド・ジョンソンパンフレット.
   Summary　紫外線が眼に与える影響についてわかりやすく書かれている．
3) 楠本欣司，北村光司，西田佳史ほか：スポーツ障害サーベランスとビデオサーベランスを用いた野球顔面部障害の分析．第17回SICEシステムインテグレーション講演会，2016.

4) 枝川　宏：学校における運動中の眼外傷の実態とアンケート調査について. 第 28 回日本臨床スポーツ医学会. 2017.
   Summary 学校現場の指導者や先生方の意識がわかる報告.

5) The American Academy of Ophthalmology：Joint Policy Statement-Protective eyewear for young athletes, The Coalition to Prevent Sports Eye Injuries. Opthalmology, **111**：600-603, 2004.

特集／スポーツ眼科 A to Z

スポーツ視覚心理学
眼球運動からみるスポーツ選手の知覚スキル

加藤貴昭*

Key Words: 眼球運動 (eye movements), スポーツ (sports), 周辺視 (ambient vision), 知覚スキル (perceptual skill), 熟達 (expertise)

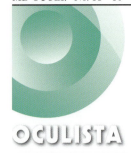

Abstract: スポーツの現場では，よく「ボールから目を離すな」という指導を聞くが，野球の打撃において最後までボールに視線を向けることは眼球運動特性から考えても不可能である．またいわゆる「動体視力」という言葉も誤解されて使用されることが多く，「どれだけ眼を速く動かせるか」という測定では，パフォーマンスに対してどれだけ寄与しているのかはわからない．スポーツ心理学の世界では「知覚スキル」という側面から，スポーツ競技者の眼球運動計測による視覚探索パターンや注視の様相について研究が行われており，例えば野球の打者や剣道の剣士は相手の特定の場所を注視するのではなく，視支点を置き，周辺視を活用して全体を捉えるように見ていると考えられている．また予期的な視線移動を用いること，身体から相手を見ること，脳内で生み出される錯覚を活かすこと，などが高いパフォーマンスを支える知覚スキルとなることなどが研究から示唆されている．

「ボールから目を離すな」

スポーツの競技現場においては，よく「ボールから目を離すな」「ボールをしっかり見ろ」といった言葉が聞かれる．選手がボールを打ち損ねたり，捕り損ねたりした場合にコーチなどから言われることが多く，指導者のみならず選手も疑いの余地なく，ボールをしっかりと見ることの重要さを認識していることの表れだと言える．しかしながらこの「ボールから目を離さない」ことは可能なのであろうか？

野球競技を例にしてみると，この疑問に対しては1950年代からHubbardとSengらの研究[1]を皮切りに，実験的アプローチが試みられてきた．彼らは実際のメジャーリーグの打者29名を対象に，打撃練習中の打者の動きについて，高速度フィルムカメラにて撮影を行った．特にここでは厳密な眼球運動が計測できる機器は用いられていないが，鏡の反射を駆使しながら，実際の打撃中の選手の表情（目）を撮影している．結果として，個人差はあるものの打者は概ねバットコンタクトの位置からその手前2.4～4.5 mの地点までボールを視線で追っていたことがわかった．すなわち，それより手前までのボールは目で追っていないことが示された．

その後，80年代以降になると，眼球運動計測装置を用いた研究が行われるようになった．BahillとLaRitzは160 km/hで動作可能な投球シミュレータ（実際の野球ボールではない）を用いて，打者の眼球運動と頭部運動を測定し，打撃の評価実験を行っている[2]．その結果，メジャーリーグの著名な打者は，特定の場面においてホームプレートの1.7 m手前までの間，視線でボールを捉えていることを明らかにした．一方で大学野球部の打

* Takaaki KATO, 〒252-0082 藤沢市遠藤5322 慶應義塾大学環境情報学部, 准教授

者はプレートの 2.7 m 手前までしかボールを目で追っていなかった．プロ選手のほうが長くボールを目で捉えようとしていたが，多くの場合において約 2 m 手前からは目を離してしまうことが示されている．彼らのシミュレーションによると，いかなる人間であってもプレートから約 1.5 m 以内に近づいたボールを追従することは不可能であり，そこでは眼球運動の限界の 3 倍近くの角速度でボールが移動していることになる．また，この論文は「Why can't batters keep their eyes on the ball?」と題され，これまでの研究で提起されていた「ボールから目を離さない」ことはできないことを実験的に証明している．

さらに 2000 年代になると，神経生理学の分野でも影響力の高い Nature Neuroscience 誌において，Land と McLeod によってクリケットの打者を対象とする論文が発表され，ここでも投球されたボールに対して打者の目が追従することはできない事実が示されている[3]．彼らはピッチングマシンから投球されたボールに対する打者の眼球と頭部の動きを計測しているが，プロのクリケット選手はボールの移動に先立ち予期的な視線移動(predictive saccade)を行うことで，あらかじめ視線を先回りして移動させておき，周辺視でボールを捉えながら打撃を行っていると考察している．

近年，視覚的に優れたパフォーマンスを発揮する選手に対しては，一般的に「動体視力が優れている」と評されることがある．動体視力とは dynamic visual acuity という用語で示され，「動くものを見ることができる能力[4]」と定義されており，水平方向もしくは奥行方向に移動する視対象に対する空間分解能で評価されていることが多い．しかしながら，ここでの動体視力が良いという解釈が，あたかも「速いものが見える」という意味で捉えられているような誤解を生んでいる．すなわちここでの測定基準においては，高速に移動する視対象に対して，いかに短い潜時で素早く眼球運動を行えるのかという能力が求められているだけであり[5]，この意味での動体視力が良いということ

は「どれだけ眼を速く動かせるか」という解釈が正しいことになる．実際のスポーツ競技場面においては，外界の動きに抗して眼を動かさないことがむしろパフォーマンスにつながることも多く，いわゆる「目を取られない」[6]ことが重要となる．またこのような動体視力を鍛える方法として最新のビジョントレーニングを行ったとしても，実際の競技パフォーマンスとの関係については未だ明確にされていない[7]．さらに先述の野球の打者の眼球運動の研究において明らかになっているように，高速で移動するボールに対して最後まで目で追うことは不可能であるため，プロ選手などは予測に基づいてあえてボールから目を離すような目の使い方を知らないうちに身に着けているのだと思われる．

知覚スキルと眼球運動計測実験

スポーツ心理学の世界においては，視覚的な能力をより広く捉えた知覚スキル(perceptual skill)や認知スキル(cognitive skill)を対象にした研究が多くみられる．例えば元巨人の川上哲治氏が語ったとして有名な「ボールが止まって見える」といったような現象は，他のアスリートのインタビューなどでもそれに近い言葉を聞くことがあるが，こういった非日常的な(ある意味神秘的な)経験は眼光学的な範囲を超え，脳内での処理までを考慮する必要があり，精神的な側面にも深く関与していると考えられているため，知覚や認知といった表現が用いられている．スポーツのようなダイナミックに環境が変化するような場においては，厳しい時間的および空間的制約のもと，適切な情報源に対して選択的に注意を向け，迅速で正確な意思決定を行う必要があるが，熟練アスリートは優れた知覚-認知スキルや，知覚-運動スキルを駆使し，高いパフォーマンスを発揮している．そのような課題に着目し，我々の研究室でも各種スポーツ場面での競技者の眼球運動を計測している．例えばボールゲームの競技者は，高速移動するボール，味方選手や相手選手といった目前に広

がる視野(display)の中の対象,さらには自身の背後にあって実際には見えないものまでも含め,環境に散在する多くの対象から特定の情報を正確にピックアップしており,このような過程は視覚探索(visual search)と呼ばれている.特に熟練者は,さまざまな対象に対して無秩序に(闇雲に)視線を移動させるのではなく,特有の視覚探索パターンを用いることにより,環境に潜んでいる重要な情報を獲得している[8].安定した網膜イメージを維持するためには,視対象を有効視野内に収めることが重要となるため,これまでのスポーツにおける眼球運動研究の多くは,競技者の注視(fixation)の様相,すなわち注視の回数,注視の継続時間,注視の対象数,注視の順序について注目してきた.Mannら[9]によるスポーツの主要な研究を対象としたメタ分析によると,熟練者は概して迅速かつ正確に反応することが可能であり,その際より少ない視対象に対してより長い時間注視していることが多いことが示されている(同時に特定の競技においては適合しないことも示されている).

一方,スポーツ以外の分野も含めた熟達化研究に対するメタ分析では,研究の枠組みとなる諸理論に応じて眼球の振る舞いの解釈が異なることが指摘されており,熟練者はより多くのタスク関連対象に対して短い時間注視していたり,最初の注視までの時間は短く,サッケード距離が長くなることもあったり,より広い視野を有効活用していることなどの特徴も報告されている[10].スポーツのような動的環境下において人間の注視状態を厳密に定義することは困難であるが,我々の研究室では過去の実験室内実験の研究事例においてよく用いられているような,視線の移動速度10deg/s以下の状態が165 ms以上続いた場合を注視状態とする定義をもとに,スポーツ競技を対象にした先行研究での定義である視対象に対して120 ms以上視線が停留していた場合も考慮し,「ある視対象に対して133 ms(4 video frames)以上視線が停留していた場合を注視状態」と定義して研究を進めている.

例えば,野球の打者が投手の投球動作を見ている打撃準備時間相において,大学野球部レギュラー(一部はその後プロ選手)の熟練者と一般的な大学生(サークル等での野球経験がある選手)である非熟練者の注視点の広がりをみると,熟練者はおおよそ投手の肩・胸部分に対して注視点のほとんどが集中しているのに対して,非熟練者は頭部から下半身にかけて幅広い範囲で注視点が分散していることがわかる(図1).また,投手の身体各部位カテゴリーに対する合計注視時間,および各カテゴリー間の視覚探索経路(scan-path)の合計回数をもとにした概略図を見ても,熟練者は投手の肩・胸部分を中心に目を向け,他にはあまり目を動かしておらず,ここでも投手の動きに「目を取られない」ようにしていることがわかる.一方,非熟練者は投手の頭部を中心に,さまざまな部位に対して頻繁に視線を移動させ,探索的に情報を集めようとしている,もしくは投手の動きに合わせて目が動かされてしまっていることがわかる(図2).投球動作に応じて4つの時間フェーズに区切った際の視線配置の変遷(図3)をみていくと,全体的に熟練者は投手の身体中心部付近に視線を集中させており,非熟練者は投手の頭部から下半身にかけて幅広い範囲に視線が及んでいる.フェーズ3から投手の投球腕が振られる時間帯には,あらかじめ投球腕の振られるであろう位置(この時間にはまだ腕は振られていないため何もない空間)に対して視線を向け,振られる腕を待ち構えていたような見方をしている.これは先述の予期的な視線移動(predictive saccade)であると考えられる.またこの際,「何を見ていたのか?」と問うと,「何も注意していなかった」とか,「ぼうっと見ていた」という回答がほとんどであるため,このような視線移動はこれまでの経験則に基づき無意識のうちに身につけられたものであり,熟練打者のパフォーマンスを支える知覚スキルであると考察できる.さらに,フェーズ3から4にかけて投手がボールをリリースする瞬間において,熟

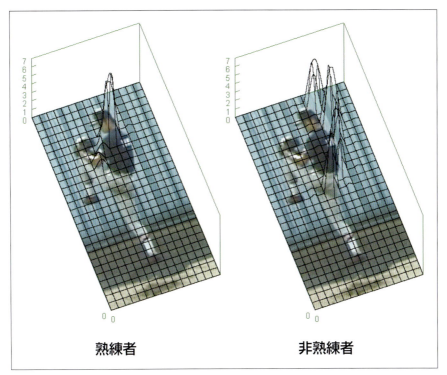

図 1. 野球の打撃準備時間相における打者の注視点位置度数分布

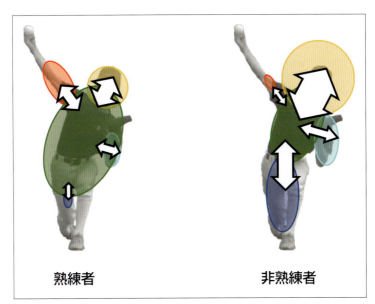

図 2. 投手身体部位に対する注視活動と視覚探索経路の概略
楕円の大きさは各部位に対する合計注視時間，矢印の大きさは探索経路合計回数の大きさを示している．

練者の多くは投球腕中心に視線を配置させているが，これは投球腕を意識的に注視(fixate)していたというよりも，投球腕(特に肘)あたりに視支点(visual pivot)を置き，周辺視を活用して投手の全体像を捉え，身体動作を幅広く捉えていたと解釈

することができる．このようなストラテジーはボクシングや空手などの相手と対峙するような場面でもみられている．

我々の研究室にて剣道範士八段(師範)を含めた熟練剣士を対象に，実際の競技場面での眼球運動

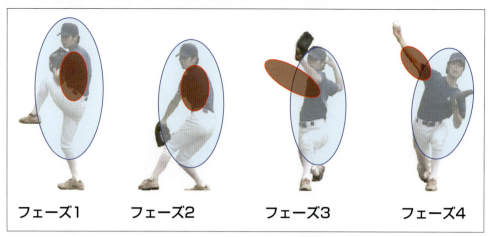

図 3. 各時間フェーズにおける打者の視線配置分布の変遷
赤楕円が熟練者，青楕円が非熟練者

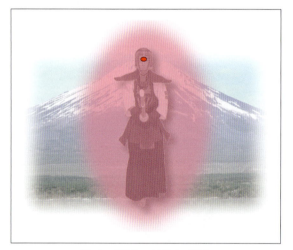

図 4. 「遠山の目付」の概念

計測を行ったところ，特に師範は対峙場面において相手の目から視線を外すことはなく，相手の目に対して視支点を置きながら，常に相手の全身の動きを周辺視で捉えていた．剣道では「一眼，二足，三胆，四力」ともいわれるように，眼の使い方が重要視されているが，特に相手の動きに惑わされず，遠くの山全体を望むように，半眼で相手に臨むことを「遠山の目付」と呼び，その際，相手の目に対して自身の視線を置きながらも，全体を大きく広く捉えるように観ることが大切であるといわれている．実験ではまさにその「遠山の目付」を裏付ける結果を示している(図4)．この時，剣道の師範はいわゆる目だけで見るのではなく，臍下丹田から相手を見ることを心がけていると語っており，眼光学系のみならず，脳，さらには身体を使って見ることがポイントとなる．宮本武蔵は著書『五輪書』において「観見の目付」，すなわち肉眼で相手を見るといった「見の目」ではなく，心の目を強く働かせて自身の身体から相手の全体像を捉える「観の目」の重要性を説いている．このことからも，知覚-運動スキル研究を遂行するうえでは身体全体を駆使して環境全体を捉える振る舞いについて考察することが重要となる．

おわりに

人間が備えている各種センサー(感覚器)や，処理できる容量，動かすことができるモーター(運動器)などには限界があるため，スポーツの競技者はそれを補うための処理を脳内で行っていると考えられている．ある研究者によると「我々が見ているものはすべて錯覚(illusion)」であり，「網膜に与えられている情報以上のものをみている[11]」．このことからも脳での処理結果がもたらす世界を我々は知覚しているといえる．先述の野球の打者が最後までボールを目で追えていなかったとしても，欠損している情報を充填しながら，将来ボールが到達するであろう位置を予測することができる[12]．これはいわゆる錯覚である representational momentum と呼ばれ，移動している物体が途中で消えたとしても，実際よりも前方まで知覚される現象として知られており，野球の熟練打者はこのような錯覚特性をも活かすことで高いパフォーマンスを発揮しているとすれば極めて興味

深いことである.また,運動(バットスイング)を行う直前には視覚情報処理が促進されることにより,視覚的時間の拡張(時間がゆっくり感じられること)が起こると考えられている[13].このような実験結果からも熟練打者は物理的な時間以上に「ゆっくり」感じていることができ,ここからもたらされる感覚(経験)が「ボールが止まって見える」現象を起こしているとも考えられる.

これまで我々の研究室でも主に眼球運動を通じてスポーツ競技者の「知覚スキル」に着目してきたが,今後求められるのは眼光学系のみならず,脳,身体,さらには環境までも含めた全体をシステムとして捉えることが重要だと思われる.とかく研究者は自分の周りが見えなくなることは多いが,今目の前に見ている事象にのみ囚われるのではなく,周辺視のように大局観でものごとを捉えることを心がけることが大事である(自戒の念を込めて).

文 献

1) Hubbard AW, Seng CN:Visual movements of batters. Res Q, **25**:42-57, 1954.
2) Bahill AT, LaRitz T:Why can't batters keep their eyes on the ball? Am Sci, **72**:249-253, 1984.
3) Land MF, McLeod P:From eye movements to actions:how batsmen hit the ball. Nat Neurosci, **3**(12):1340-1345, 2000.
4) 枝川 宏:スポーツビジョン.臨スポーツ医,**18**:881-891, 2001.
5) Uchida Y, Kudoh D, Higuchi T, et al:Dynamic visual acuity in baseball players is due to superior tracking abilities. Med Sci Sports Exerc, **45**:319-325, 2013.
6) 森 周司,三好智子:スポーツ選手の知覚.VISION, **25**:20-25, 2013.
7) Erickson GB, Citek K, Cove M, et al:Reliability of a computer-based system for measuring visual performance skills. Optometry, **82**(9):528-542, 2011.
8) 加藤貴昭:視覚システムから見た熟練者のスキル.最新スポーツ心理学—その軌跡と展望(日本スポーツ心理学会編),大修館書店,pp. 163-174, 2004.
9) Mann DTY, Williams AM, Ward P, et al:Perceptual-cognitive expertise in sport:A meta-analysis. J Sport Exerc Psychol, **29**:457-478, 2007.
10) Gegenfurtner A, Lehtinen E, Säljö R, et al:Expertise differences in the comprehension of visualizations:A meta-analysis of eye-tracking research in professional domains. Educ Psychol Rev, **23**:523-552, 2011.
11) 下條信輔:知覚からみた意識—知覚の主体性と知覚研究の客観性—.意識の科学は可能か(苧阪直行編),新曜社,pp. 65-140, 2002.
12) Nakamoto H, Mori S, Ikudome S, et al:Effects of sport expertise on representational momentum during timing control. Atten Percept Psychophys, **77**(3):961-971, 2015.
13) Hagura N, Kanai R, Orgs G, et al:Ready steady slow:action preparation slows the subjective passage of time. Proc R Soc Lond B Biol Sci, **279**:4399-4406, 2012.

特集／スポーツ眼科 A to Z

スポーツ視覚心理学
スポーツ選手の眼球運動の特徴

山田光穂*

Key Words : 跳躍眼球運動 (saccade), スキャンパス (scan path), 頭部運動 (head movement), 有効視野 (effective visual field), 前庭動眼反射 (vestibulo-ocular reflex : VOR)

Abstract : スポーツに限らず，スキルの高い人ほどシステマティックでロスのない視線の動きを行うことが知られている．まず視線の構成要素である眼球運動と頭部運動の性質について述べ，規則的な眼球運動パターンを端的に表す scan path について紹介する．そのうえで，競馬場のパドックでのプロと素人の視線の違い，テニス，平均台での視線，体操やシンクロナイズドスイミングでの審判やコーチの視線の動きを紹介する．また，各スポーツ毎の追従眼球運動の測定結果について説明する．さらに野球のキャッチャー視線について，その動きと頭部運動から考察する．

はじめに

スポーツに限らず，自動車運転，機器操作，日常の立ち振る舞いなど専門的なスキルが高い人やよく練習した人の眼球運動はシステマティックな走査パターンであり，そうでない人はロスの多い眼球運動を行うといわれている．このことは眼球運動を調べることにより技能の向上に役立つことを示唆している．ここではスポーツ選手の眼球運動の特徴について測定例を述べる．

眼球運動と頭部運動

1. 眼球運動

眼球運動は両眼が同じ方向・同じ速度で動く共役運動と，互いに逆方向に動く輻湊・開散運動に分けられる[1]．共役運動は，2次元平面上の視対象を移動するときに生じ，輻湊・開散運動は，3次元的に距離の異なる視対象や，立体画像を観察するときに生じる．各眼の眼球運動は固視微動 (miniature eye movement, physiological nystagmus)，追従眼球運動 (随従眼球運動：smooth pursuit eye movement)，サッカード (跳躍眼球運動：saccade) の3つに大別される．

固視微動は，一点を注視中に無意識に絶えず小さく動く不随意運動である．3種類の成分が含まれ，振幅角度が15秒程度で30～100 Hz の周波数成分から成る不規則運動 (tremor) と，振幅角度20分程度，30 ms～5 sec 間隔で不規則に生じるステップ状あるいはパルス状の運動 (flick or microsaccade)，ドリフト (drift) と呼ばれている偏位角度5分以下の遅い運動がある．追従眼球運動は運動する視対象を目で追う場合にのみ発生する低速度の滑らかな眼球運動であり，せいぜい 30°/sec (眼球が回転するため角速度で定義) といわれているが，スポーツ選手など 70～80°/sec まで追従できる人もいるといわれている[2]．しかしその中で，対象の動きに正確に追従できるのは，せいぜい 5°/sec まである[3]．一方，サッカードは，非常に高速度の眼球運動であり，速度は振幅に依存し，最

---

* Mitsuho YAMADA, 〒108-8619 東京都港区高輪 2-3-23 東海大学情報通信学部情報メディア学科，教授

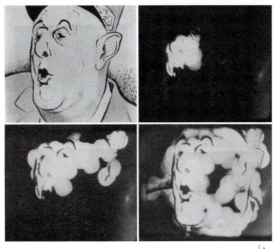

図 1. 中心窩部分以外をマスキングしたときの視線の動き
（文献 4 より引用，提供：NHK）
a：隠されたイラスト　　b：5 秒後
c：30 秒後　　d：100 秒後

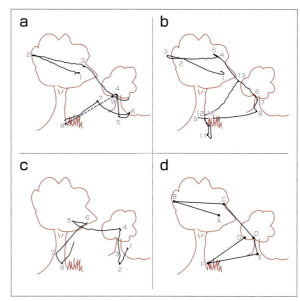

図 2. Norton らにより提案された scan path
（文献 5 より引用）

高速度 300～600°/sec に及ぶ．絵画鑑賞や本を読んでいるときなど視対象が静止しているときや，スポーツ中の選手から選手への動きなどに生じる．

視細胞が密に配置され視力が高いのは中心窩（fovea）だけであり，網膜に結像した画像全体に対して均等な視力が得られるわけではなく，周辺に離れるに従って視力が低下する．そこで，見たい情報を中心窩に持ってくるためにサッカードは生じる．サッカードを用いて中心窩から得られた情報だけを統合することにより，画像を認識できるかどうかについて実験が行われている．この実験では被験者の眼球運動と連動して視野を制限するマスクを生成する．図 1 は実験当時のフランス大統領だったドゴール大統領のイラストを用いて行った実験結果の例である．5 秒から 30 秒，100 秒と眼球運動によってくまなく走査している様子を示している．100 秒でほぼ顔画像全体を走査し終えているが，中心窩からの情報だけではほとんどの被験者が誰のイラストか答えられなかったと報告されている[4]．このことは情報の統合には，解像度は徐々に低下するものの周辺からの情報が必要なことを示している．ところで，眼球運動は被験者ごとに 1 つの特徴から 1 つの特徴へと動く規則的なパターンを示す．Norton らは，これを scan path（走査路）と名付けた[5]．図 2 にその例を引用する．Scan path の提案は眼球運動を調べることにより，人の認知過程を明らかにできる可能性を示唆するものであり多くの研究者の関心を呼んだ．

Scan path と Scan path によって得られる情報の統合は，スポーツ選手が競技中にどこを見ているかについて考える場合に重要と考え紹介した．

2．頭部運動

スポーツ中は，非常に広範囲の視野から情報を受容していると考えられる．眼球運動だけでも±100°近い範囲を見ることができるが，有効視野ともいわれるサッカードを用いた眼球運動だけで視対象を捉えることができる範囲は約 15°であるといわれている[6]．視線の移動量が 20°を超えると 80％近くを頭部運動で見ることがわかっている[7][8]．そのため広い視野から情報を受容するには，眼球運動に加え頭部運動が用いられる．頭部運動と眼球運動は，前庭動眼反射（vestibulo-ocular reflex：VOR）により密接に結合している．VOR は三半規管の働きにより身体に加わる角速度や加速度を検出し，身体の動きに伴って生じる頭部運動を眼球運動で補償し，空間上の視線を安定に保持する[1]．

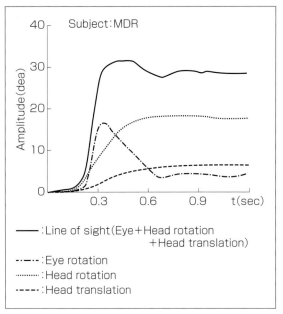

図 3. 視線の動きの例

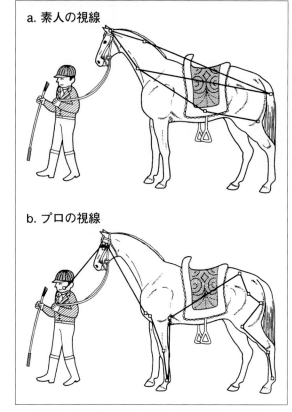

図 4. 競馬場パドックでのプロと素人の視線

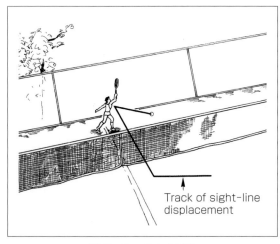

図 5. テニス中の視線

図3は水平方向右25°の位置に視標を提示し，この視標を注視させたときの測定例である．頭部運動と眼球運動がほぼ同時に生起し，サッカードにより，視標を捉えた後，前庭動眼反射により眼球運動は頭部運動を補償する動きに転じ，視標への注視を保持する．

視線の動きの比較[9]

1．パドックでの比較

熟練者と素人の scan path の違いの一例として，図4を用いて競馬場でのパドックの視線の動きの紹介から始める．素人は主に競走馬の頭部から尾部まで水平方向の視線を用いて体型に沿って見ている．これに対して，専門家は目の輝きや筋肉の状況など競走馬のコンディションを垂直方向の眼球運動も用いて綿密に見ている．このように素人と専門家では視線は大きく異なる．

2．テニスでの視線

図5はテニスでの視線の動きの例である．ボールから相手選手の動き，ボールの落下点を予測して自コートへと一連の視線の動きを示している．相手選手の体の動きやボールから眼を離さず，ボールの飛んでくる方向を予測し，的確にボールを捉えていることが示されている．

3．平均台での視線

図6は平均台でターンしたときの視線の動きの例である．頭部の回転に伴い図3で説明した前庭動眼反射により視運動性眼振(optokinetic nystagmus：OKN)が生じている．初心者は下を向いて足下ばかり見ているのに対して，上級者の姿勢は前方を向き，視線だけやや下向きで，足下ではなく前方の平均台を見ていることが示されている．

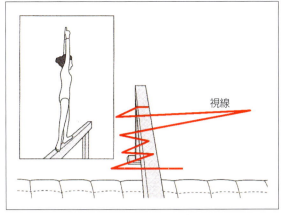

図 6. 平均台の視線

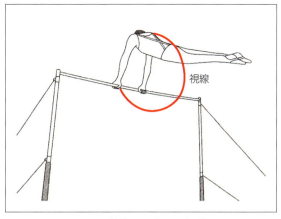

図 7. 鉄棒での審判の視線

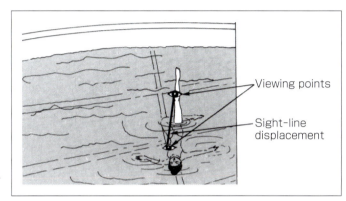

図 8. シンクロナイズドスイミングのコーチの視線

4. 審判やコーチの視線

体操競技やシンクロナイズドスイミングにおける審判やコーチの視線を紹介する．図7は鉄棒での審判の視線の動きの一例である．足先などの動きの激しい部分を忠実に追っているばかりでなく，腰など体の重心を中心に全体のバランス，足先の伸び，動きの的確さなど総合的に見ていることが示されている．図8はシンクロナイズドスイミングの指導コーチの視線である．足先の伸びだけでなく，水面下の腰の動きを注視していることも示されている．動きの激しい部分や足先の先端部に視線は誘導されやすいが，腰や体の重心や水面下の腰の動きなど，審判ならではの視線の動きを分析することは，競技能力の向上だけでなく，一視聴者としてスポーツを楽しむコツを教えてくれる．

5. 追従眼球運動の測定例[2]

追従眼球運動はせいぜい30°/sec までといわれているが，スポーツ選手ではもっと速い動きにも追従できるといわれている．図9はスポー

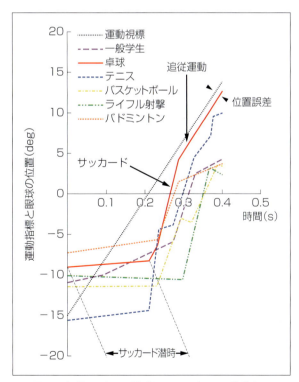

図 9. 各種スポーツ選手が70deg/sec で移動する視標を追従しているときの視標と眼球位置

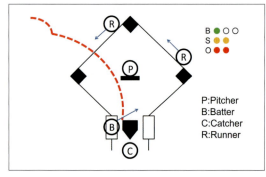

図 10. 解析した試合状況

ツ系クラブに所属する大学生を中心に，70deg/sec で移動する視標を追従させたときの追従眼球運動の測定結果である．0.2 秒程度の潜時の後，まず跳躍運動で視標に追いつき，その後，追従眼球運動に切り換えて追従を始める．この例では卓球選手は 0.25 秒以降，ほぼ運動視標と同じ速度で位置誤差なく追従している．次はテニス選手で速度は運動視標と同じ速度であるが位置誤差が数度生じている．バドミントン選手は追従開始直後は卓球選手と同程度の追従を行っている．このようにボールの飛翔時間も短く高速に移動する競技の選手の追従能力は高く，日頃の練習成果により，精度のよい追従能力を獲得したと考えられる．

6．野球のキャッチャーの視線と頭部運動

これまで述べた測定例では，選手やコーチに眼球運動測定用のセンサをつけたゴーグルを装用してもらい実験を行っていた．この場合，装用者の視野に相当する映像はゴーグルに取り付けたカメラにより撮影される．そのため選手やコーチの頭部が動くと視野の映像も動くことになる．また頭部の運動量も取得できない．そこで，加速度センサにより頭部運動を取得し，その運動量を眼球運動量に換算することにより，頭部運動量と眼球運動量の和である視線を算出できる視線測定装置を開発した．この装置では，頭部運動を含む視線を測定できるため，ゴーグルに付けた視野カメラの映像ではなく，選手やコーチの後方に設置したカメラから得られる広視野の映像上に視線を表示できるため，これまでの方式に比べ，視線の解析をわかりやすくすることができる[10]．

この装置を用いて，野球のキャッチャーの視線と頭部運動を分析した．我々の大学の軟式野球部の紅白戦で測定したものであるが，もっとハイレ

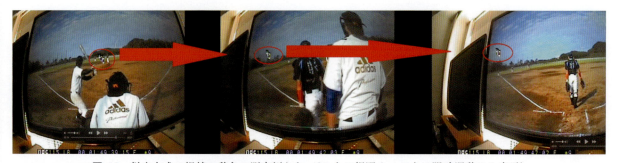

図 11. 従来方式の視線の動きの測定例（ゴーグル上の視野カメラ上に眼球運動のみ表示）

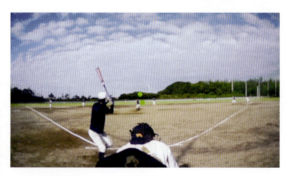

図 12.
新しく開発した装置による視線の動きの測定例（眼球運動と頭部運動を同時に測定，外部の固定カメラに視線を表示）

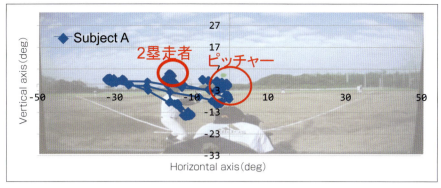

図 13. キャッチャー経験者の視線

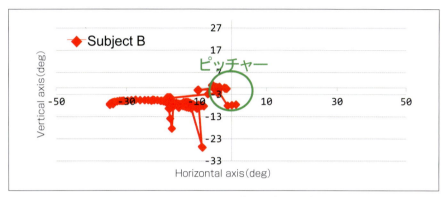

図 14. キャッチャー未経験者の視線

ベルのアマチュアやプロに対しても同様の測定を適用できると考え紹介する.

図 10 は測定した状況を説明するものである. ツーアウト, ランナー 1 塁, 2 塁, バッターがヒットを打つと一斉に走り出す. この状況でバッターが左翼外野方面へヒットを放ったときのキャッチャーの視線と頭部運動を比較した.

図 11 は眼球運動測定装置の視野カメラの映像に視線を重ねた従来方式の表示例である. 被験者であるキャッチャーがピッチャーからサードへ頭部を移動させると視野画像も頭部に合わせて移動する. これに対して, 図 12 では, 眼球運動に加えて頭部運動も測定しているため, キャッチャー後方に設置した固定カメラの映像上に視線の動きを重ねて表示できるため, キャッチャーのピッチャーからサードへの頭部運動に合わせて視野画像は移動しない. そのため, 実験後に視線に占める頭部運動と眼球運動の関係を容易に分析することができる.

図 13 はキャッチャー経験者, 図 14 は未経験者の視線を示し, 図 15 は頭部運動量の比較を示す.

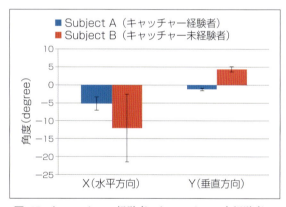

図 15. キャッチャー経験者, キャッチャー未経験者の頭部運動量の比較

キャッチャー経験者はピッチャーに加え, ボールと 2 塁ランナーを注視したが, 未経験者はピッチャー以外はボールを主に注視していた. キャッチャー経験者(青)の頭部運動は未経験者(赤)に比べて小さく, 結果的に眼球運動だけで素早く視線を動かしていることがわかる. 広い視野を確保するため, サッカーなどのフィールド競技では, 頭部を素早く大きく動かす様子がよくみられるが, 野球, 特にキャッチャーの場合, 頭部をあまり動

かさず眼球運動だけで視野を確保する傾向がみられた．視線を大きく動かすためには頭部運動は不可欠であるが，キャッチャーの場合，視線方向を悟られないように，頭部をあまり動かさない可能性も考えられる．

まとめ

スポーツ選手の視線の動きの特徴について，スキルの高い人ほどシステマティックでロスのない動きを行うという知見に基づき実験結果の例を述べた．そのために，眼球運動の種類，規則的な眼球運動パターンを端的に表す scan path と広い視野からの情報受容に不可欠な頭部運動について説明した．ここで紹介したのは，ほんの一例であるが，スポーツ選手の視線の動きを分析することにより，その優れた能力を定量化し，ひいてはそのスポーツを志す人の競技能力の向上に貢献できることを願っている．

文 献

1) Carpenter RHS：Eye Movements 2nd Edition, Pion Limited, 1988.
2) Saito M, Ogata O, Yamada M：Development of eye-movement analysis equipment for clarifying the visual characteristics of moving images, The First International Workshop on Image Media Quality and its Applications, Nagoya, pp. 135-140, 2005.
3) 山田光穂，福田忠彦：画像における注視点の定義と画像分析への応用．信学会誌，**69**(9)：1335-1342, 1986.
4) Watanabe A, Yoshida T：Control Mechanism of the Accommodation-Vergence Eye-Movement System in Human Eyes, NHK TECHNICAL MONOGRAPH, NO. 21, 1973.
   Summary 眼球運動と連動してマスクパターンが移動する装置を開発し，中心窩部分を常時マスキングする実験を実施した．くまなく走査しても中心窩の情報だけでは視覚情報は統合されないことを示した．
5) Norton D, Stark L：眼球運動と視覚（日本経済社出版訳），サイエンス，pp. 99-107, 1975.／原著 Norton D, Stark L：Eye movement and visual perception. Scientific American, **224**：35-43, 1971.
   Summary 眼球運動は被験者ごとに1つの特徴から1つの特徴へと動く規則的なパターンを示す．これを scan path（走査路）と名付けた．認知するときの眼球運動が対象により独特な動きを示すこと指摘した．
6) Bahill AT, Adler D, Stark L：Most naturally occurring human saccades have magnitudes of 15 deg or less. Invest. Ophthalmol, **14**(6)：468-469, 1975.
7) Gresty MA：Coordination of head and eye movements to fixate continuous and intermittent targets. Vision Research, **14**(6)：395-403, 1974.
8) Barns GR：Vestibulo-ocular function during coordinated head and eye movements to acquire visual targets. J Physiol, **287**：121-147, 1979.
9) Yamada M, Fukuda T：A New Sight-line Displacements Analyser and Its Application to TV Program Production. SMPTE Journal, **99**(1)：16-26, 1990.
   Summary ポータブルタイプの眼球運動測定装置を開発し，さまざまな科学番組で放送した視線の動きの例について紹介している．
10) Mochiduki S, Suganuma M, Shoji G, et al：Development of a new lines of sight analyzer while playing sport. Ad Sci Technol Eng Syst J, **2**(1)：167-171, 2017.

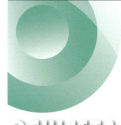

特集/スポーツ眼科 A to Z

スポーツ視覚心理学
スポーツ選手における視覚運動制御

樋口貴広*

Key Words：視覚運動制御 (visuo-motor control), 視覚ターゲット (visual target), オンラインの視覚入力 (on-line visual inputs), フィードフォワード制御 (feedforward control), 学習の特殊性 (specificity of learning)

Abstract：スポーツ場面における視覚運動制御とは，ゴールやボールといった視覚ターゲットに対して適切に働きかけるために，自らの動作を巧みにコントロールすることを意味する．どんなに多くの練習を積んだ，卓越したスポーツ動作であっても，動作の最終局面においては視覚情報をオンラインで入手し，動作の微調整を行うことが不可欠である．このため，動作の最終局面時に視覚情報の利用を制限すると，スポーツ選手のパフォーマンスの成績が著しく低下することがある．運動を制御する際の視覚情報への依存度は，個人のさまざまな特性により異なる．しかし，視覚情報の効果的な利用は経験によって磨かれる性質があるため，練習時と異なる環境に置かれると，巧みな視覚運動制御ができないこともある．本稿では，こうした話題に関連する研究知見を紹介する．

視覚運動制御とは

　本稿では，スポーツ選手の優れた視覚特性について，視覚運動制御という観点から解説をする．視覚運動制御とは文字どおり，視覚情報に基づいて運動を制御することである．スポーツ場面についていえば，視覚ターゲットに対して適切に働きかけるために，自らの動作をコントロールすることを意味する．

　図1には，スポーツ場面における視覚運動制御の一例が示されている．それぞれ，バットでボールをミートする動作，ゴルフのパッティングでカップを狙う動作，密集突破のためにディフェンスの選手を巧みに避ける動作が求められる．動くボールが視覚ターゲットである場合，ボールの動きを予測して，適切なタイミングでバットを動かし，ボールを正確にミートする必要がある．ゴルフのカップなど静的な対象が視覚ターゲットである場合，選手自身とカップとの距離感を正確に把握し，力量を調節してパッティングをコントロールすることになる．密集突破の場面では，目指すべき対象としてのゴールラインだけでなく，避けるべき対象としてのディフェンスの選手も，視覚ターゲットとなる．ディフェンス選手のタックルを避けるためには，相手の動きを予測して，その逆を突く動きを企画する必要がある．これらの事例から，一言に視覚運動制御といっても，視覚ターゲットの特性に応じて求められる動きがまるで異なることがわかるであろう．

　視覚運動制御研究では，主として身体の動きに関する分析を通して，スポーツ選手の視覚運動制御の特性にアプローチすることになる．本特集号では，近接する研究テーマとして，視覚研究や眼

---

* Takahiro HIGUCHI，〒192-0397　東京都八王子市南大沢 1-1　首都大学東京人間健康科学研究科，教授

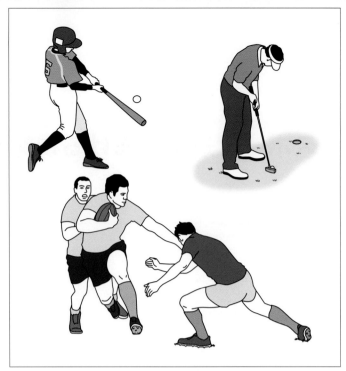

図 1. スポーツ場面において巧みな視覚運動制御が求められる場面の一例

表 1. スポーツ視覚心理学研究における視覚運動制御研究の位置づけ

研究テーマ	研究内容の例
視覚研究	・視覚対象がどのように見えているか？ ・視覚対象にどの程度素早く反応できるか？
眼球運動研究	・視覚ターゲットをとらえる眼球運動の特性は？
視覚運動制御研究	・視覚ターゲットに対してどのように動くか？ ・正しく動くために視覚をどのように利用するか？

球運動研究が紹介されている．ここでは，これら近接する研究の特徴を整理し，視覚運動制御研究の特徴を述べておきたい(表1)．

視覚研究は，主として視覚ターゲットに対してどのような脳内情報処理がなされているかについてアプローチする．例えば，競技環境に近い視覚環境の中で，選手が視覚ターゲットに対してどの程度素早く反応できるかについて，反応時間を使って調べるといった研究がある．視覚ターゲットの属性の操作や視覚ターゲットの時間的・空間的遮蔽に応じて反応の変化を調べることで，素早く反応するために必要な要素を抽出することができる．眼球運動研究では，競技環境に近い視覚環境の中で眼球運動を測定することで，視覚ター

ゲットを適切にとらえるための眼の動きを正確に同定することを目指している．これまでの研究から，熟練したスポーツ選手は，無駄に眼球を動かさないことや，予測的に眼球を動かすといった特性が明らかとなっている．

視覚運動制御研究の場合，視覚ターゲットに反応するための身体の動きの解析が主たる研究手法となる．提示された視覚ターゲットの特性と，それに対する動きの特性との関係を詳細に記述することで，視覚的に処理された情報から運動が企画される脳内情報処理のプロセスを推定する試みを行う．

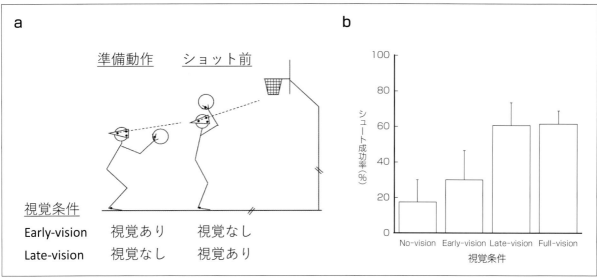

図 2. バスケットボールのジャンプショットにおける視覚制限の影響(文献 2 より)
a:4つの視覚条件の中には,準備動作の最中だけ視覚が利用できる条件(early-vision)と,ショットの直前でのみ視覚が利用できる条件(late-vision)が含まれた.
b:Early-vision 条件ではシュート成功率が低下したのに対して,late-vision 条件ではシュート成功率は低下しなかった.

視覚情報をオンラインで入手して運動を制御する

スポーツ選手は視覚情報を利用することで,視覚ターゲットの時空間的特性や,視覚ターゲットと選手自身との時空間的関係性をオンラインで入手し,動作の調整に役立てている.一見したところ,ゴルフのパッティングやバスケットボールのフリースローのように静的対象が視覚ターゲットである場合には,事前にじっくりと視覚対象を見ておけば,その後は眼をつぶっても正確に動作を遂行できるように感じるかもしれない.しかし実際のところは,動作の遂行中にオンラインで視覚情報を入手することが,パフォーマンスの維持には欠かせない要素となっている.

ピストル射撃を実験室的に再現して行った研究によれば[1],ピストルを構えてから射撃を行うまでの所要時間は,射撃経験者が約 2 秒であったのに対して,射撃未経験者は約 3 秒であった.つまり経験者は未経験者に比べて,短い時間の中で正確に的を狙うための視覚運動制御が可能であるといえる.しかしながら,射撃中の視覚情報の利用時間を 1.5 秒以下に制限すると,経験者であれ未経験者であれ,視覚情報の利用時間が短くなるほど,的当ての成績が低下することがわかった.この結果は,ピストル射撃を正確に行うためには,視覚情報を獲得するための必要最低限の時間が不可欠であることを示唆する.

一連の動作の中でも,特に動作の最終局面においては,視覚情報をオンラインに入手しておくことが重要といわれている.ある研究では,バスケットボールのジャンプショットを対象として,視覚情報の利用を時間的に制限した影響を検討した[2].その結果,動作の最終局面において視覚情報の利用が制限されると,シュート成功率が著しく低下することを報告した.この研究ではバスケットボール熟練者を対象に,①視覚を完全に遮断した条件(no-vision),②ショットの最終局面(ボールを上に構えてからボールをリリースするまで)で視覚を遮断した条件(early-vision),③ショットの準備動作(ボールを上に構えるまで)で視覚を遮断した条件(late-vision),④視覚遮断をしない条件(full-vision),の 4 条件でジャンプショットをしてもらった(図 2).その結果,early-vision 条件ではシュート成功率が著しく低下したのに対して,late-vision 条件では full-vision 条件と同程度のシュート成功率であった.この結果から,ショットの最終局面において視覚情報をオンラインに入手できることが,ショットの正確性に

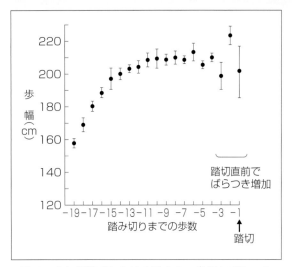

図 3. 走り幅跳びにおける助走中の歩幅とばらつき
　　　（文献 3 より）
踏切の数歩前に歩幅が大きくばらつくのが特徴的である.

重要であることが示唆された.
　手のリーチング動作など,日常的な動作を対象とした視覚運動制御研究では,動作が初期動作と最終動作の2ステップで制御されており,最終動作時に視覚情報が必要と指摘されている.第1のステップである初期動作の制御は,運動開始前に入手した視覚情報に基づいて行われるため(フィードフォワード制御ともいわれる)必ずしもオンラインの視覚情報を必要としない.しかし,筋疲労の影響や不意の外乱の存在などの影響によって,事前に計画された手の軌道で常に視覚ターゲットに正しくリーチできる保証はない.そこで第2のステップとして,動作の最終局面では,視覚情報をオンラインで入手することで,事前の計画のままで視覚ターゲットに正しくリーチできるかを判断し,必要に応じて動作を微調整する(フィードバック制御ともいわれる).
　走り幅跳びにおける助走時の歩幅とそのばらつきを記録したデータは,動作がこうした2ステップで制御されていることを示す好例である[3].陸上の走り幅跳びにおいて好成績を残すためには,踏切板に正確に足を合わせることが必要不可欠である.熟練者はいつでも同じ歩幅でダイナミックに走り,正確に着地している印象を与える.しかしながら,実は熟練者も踏切直前の歩幅がばらつ

いている.つまり,歩幅を極端に狭くしないレベルで直前に微調整することで,いつでも正確な踏切を実現している(図3).この結果は,走り幅跳びにおいてもやはり,ジャンプ前の最終局面においては視覚情報を用いた運動の調節が不可欠であることを示唆する.
　視覚情報をオンラインで入手し,少なくとも動作の最終局面において運動を調整できることにより,動作の途中で不意に状況が変わってしまったとしても,それに対処することができる.ラケットによるボールのインパクトを模した実験室課題を用いて,テニスの熟練者の動作修正能力を検討した研究によれば,テニス熟練者は未経験者に比べて,インパクトの直前に視覚ターゲットの速さや軌道が予告なく変化したとしても,それに対する修正能力が高かった[4,5].この結果は,スポーツ熟練者がオンラインで入手した視覚情報を動作修正に積極的に活用していることを示唆している.

視覚運動制御における個人差

　スポーツ動作における視覚運動制御を対象とした研究では,しばしば対象者の特性の違いがもたらす影響に関しても議論される.ボールの片手キャッチが苦手な人を対象に,キャッチングの練習効果を検討した研究によれば[6],立体視の能力が低い対象者(Graded Circle テストを用いて400 second of arc 以上)は,2週間の練習を経てもなお,練習をしていない群の対象者とキャッチ成功率が変わらなかった.これに対して立体視能力が高かった対象者は(40 second of arc 以下),2週間の練習を経てキャッチ成功率が有意に上昇した.こうした結果は,立体視などの基礎的な視機能特性が正常に機能していることが,精緻な視覚運動制御に不可欠であることを示唆している.
　同じスポーツ動作でも,対象者の運動特性の違いによって,視覚情報に対する依存度が異なるという指摘もある.10〜18歳サッカー経験者189名を対象とした研究によれば[7],ドリブルが速い児童のほうが,ドリブルが遅い児童に比べて,視覚

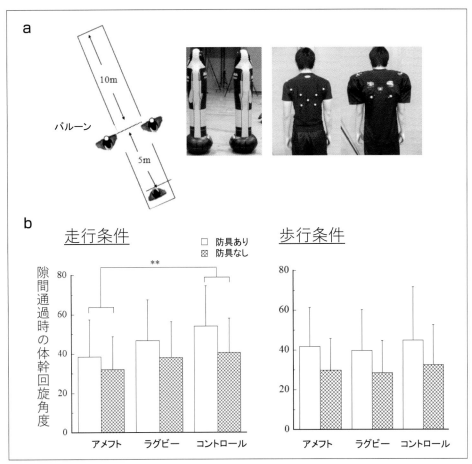

図 4. アメリカンフットボール選手が狭い隙間を通り抜ける際の体幹の回旋行動（文献10より）
a：実験風景．2体のバルーンを使って隙間を作った．ショルダーパッド（幅63 cm）の装着時は非装着時よりも数十 cm 広いスペースが必要になる．
b：ショルダーパッドの着用・非着用時において隙間を通り抜けた際の体幹の平均回旋角度．走行条件では，アメリカンフットボール選手はコントロールの選手に比べて無駄のない回旋で接触を回避した．これに対して歩行条件ではグループ間の違いはみられなかった．

情報をストロボ的にしか入力できない条件においてドリブル速度の低下が顕著であった．この研究の著者らは，ドリブルスピードが速いほど，ボールの位置に対する情報のアップデートの重要性が高まることから，よりオンラインの視覚情報に依存してドリブルをコントロールしているのではないかと指摘している．

学習の特殊性

スポーツ選手の視覚運動制御を特徴づけるトピックの1つに，学習の特殊性（または学習の文脈依存性）がある．学習の特殊性とは，練習環境と異なる環境では実力が発揮できにくいという性質を表現した用語である．たとえばある運動動作を単一の条件で学習すると，転移課題として少しだけ条件を変えた場合に，必ずしもその成績が良くないことなどが挙げられる[8)9)]．

筆者はかつて，アメリカンフットボール選手が防具（ショルダーパッド）を着用したうえで密集を巧みに突破できる能力について実験を行った．ここで得られた成果はやはり，学習の特殊性を顕著に示した[10)]．この研究では体育館に2つのバルーンを設置し，密集突破の場面を疑似的に再現した（図4-a）．参加者（アメフト選手，ラグビー選手，その他の競技を行うコントロールの3群）は，ショルダーパッドの有無それぞれの条件において，バ

ルーンにぶつからないように走って通り抜けること，または歩いて通り抜けることが求められた．隙間の大きさはショルダーパッド（または肩幅）の0.8～1.2倍と非常に狭いことから，接触を避けるためには，隙間を通過するタイミングに合わせて体幹を回旋する必要があった．

隙間を通り抜けた際の体幹の回旋角度は図4-bのとおりである．隙間を走り抜ける条件の場合，アメフト選手における回旋角度は，コントロール群における回旋角度に比べて有意に小さかった．すなわち，アメフト選手の接触回避は非常に無駄のない体幹の回旋によって実現されていた．この結果は，アメフト選手が隙間を"走って"通り抜ける場合，絶妙な視覚運動制御ができていることを示している．

ところが同じ隙間を"歩いて"通り抜けてもらった場合，アメフト選手と他の参加者グループとの間に有意な行動の差がみられなかった．すなわち，走り抜ける際にみられたアメフト選手のアドバンテージが，歩いて通り抜ける条件では消失してしまった．さらに，アメフト選手のボディイメージについて評価してみると，ショルダーパッドのサイズに関するイメージは，決して正確ではなかった．実験では，ショルダーパッドの幅および肩幅について，5m先に設置されたバルーン間の距離で正確に再生するよう求めたところ，アメフト選手は63cmのショルダーパッドの幅を平均6cmも幅を狭く評価していた．

これらの結果から，アメフト選手の優れた隙間突破能力は，間隙を走って通過する場合（すなわち実際の競技に近い場面）でしか発揮されなかったことがわかる．すなわちこの結果は，競技者の卓越した能力が練習した状況の中でこそ発揮される能力であり，必ずしもその汎用性は高くない可能性を示している．このような学習の特殊性の事実を考えると，運動支援者は練習環境を設定するにあたり，いわゆる本番の状況を想定し，その状況に近い環境を練習の中に取り入れる工夫が必要と思われる[11]．

文　献

1) Goonetilleke RS, Hoffmann ER, Lau WC：Pistol shooting accuracy as dependent on experience, eyes being opened and available viewing time. Appl Ergon, **40**：500-508, 2009.
2) Oudejans RR, van de Langenberg RW, Hutter RI：Aiming at a far target under different viewing conditions：visual control in basketball jump shooting. Hum Mov Sci, **21**：457-480, 2002.
3) Lee DN, Lishman JR, Thomson JA：Regulation of gait in long jumping. J Exp Psychol Human, **8**：448-458, 1982.
4) Le Runigo C, Benguigui N, Bardy BG：Perception-action coupling and expertise in interceptive actions. Hum Mov Sci, **24**：429-445, 2005.
5) Le Runigo C, Benguigui N, Bardy BG：Visuo-motor delay, information-movement coupling, and expertise in ball sports. J Sports Sci, **28**：327-337, 2010.
6) Mazyn LI, Lenoir M, Montagne G, et al：Stereo vision enhances the learning of a catching skill. Exp Brain Res, **179**：723-726, 2007.
   Summary　立体視能力がキャッチングに関する視覚運動制御に重要であることを示した実験的研究．
7) Fransen J, Lovell TW, Bennett KJ, et al：The influence of restricted visual feedback on dribbling performance in youth soccer players. Motor Control, **21**：158-167, 2017.
8) Huet M, Jacobs DM, Camachon C, et al：The education of attention as explanation of variability of practice effects：learning the final approach phase in a flight simulator. J Exp Psychol Hum Percept Perform, **37**：1841-1854, 2011.
9) Ranganathan R, Newell KM：Motor learning through induced variability at the task goal and execution redundancy levels. J Mot Behav, **42**：307-316, 2010.
10) Higuchi T, Murai G, Kijima A, et al：Athletic experience influences shoulder rotations when running through apertures. Hum Mov Sci, **30**：534-549, 2011.
11) 樋口貴広：運動支援の心理学―知覚・認知を活かす，三輪書店，2013.
    Summary　学習の特殊性に関するさまざまな研究事例が紹介されている．

特集／スポーツ眼科 A to Z

視覚障がい者スポーツ

視覚障がい者スポーツについて

清水朋美*

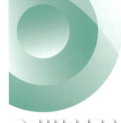

Key Words: 視覚障がい者スポーツ (para-sports for visual impairment), ロービジョンケア (low vision care), 眼科医 (ophthalmologist), 視能訓練士 (orthoptist), パラリンピック (paralympic), 競技スポーツ (competitive sports), 生涯スポーツ (lifelong sports)

Abstract: 視覚障がい者スポーツは眼科医療に関係する点が多い．近年，少しずつ両者の連携がとれてきているが，いまだ十分とはいえない．スポーツには，競技スポーツと生涯スポーツがあり，視覚障がい者スポーツも例外ではない．視覚障がい者のスポーツ種目には，視覚障がい者が取り組めるように一般スポーツのルールを改変しているものが多く，大半は健常者も一緒に楽しめる．視覚障がい者スポーツは，ロービジョンケアとも関連があり，スポーツを契機に患者が前向きになり，患者の生きがいとなる場合もある．課題は多いが，眼科医療関係者が有機的に関わっていくことで，視覚障がい者スポーツは新たな展開がみられる可能性が高い．

はじめに

2020年東京オリンピック・パラリンピックを控え，障がい者スポーツがメディアに登場する機会も増えてきた．視覚障がい者スポーツも然りであり，全く聞いたこともないという眼科医療関係者はさすがに少数派ではないだろうか．本稿では，視覚障がい者スポーツの基礎から現在の課題，そして眼科医療関係者が関われることについて紹介する．決して異次元の話ではなく，目の前のロービジョン患者だったらという視点で捉え，考えていただければ幸いである．

視覚障がい者スポーツの概要

日本で障がい者スポーツが積極的に行われるようになったのは，1964年の東京オリンピック・パラリンピック以降である．同時期に日本障がい者スポーツ協会が設立され，オリンピックのあとにパラリンピックが開かれるのと同じように，国民体育大会のあとに今の全国障害者スポーツ大会が開催されるようになった[1]．このように日本の障がい者スポーツは視覚障がい者スポーツも含めて50年以上の歴史がある．しかし，残念ながら視覚障がい者スポーツと眼科医療との接点は希薄であり，2020年の東京オリンピック・パラリンピックを控えた今も，視覚障がい者スポーツは眼科のなかで十分周知されているとはいえない[2]．

スポーツには，競技スポーツと生涯スポーツがあり，視覚障がい者が行うスポーツも同様である．競技スポーツは，技術や記録の向上を目指し，人間の極限への挑戦を追及するスポーツである．パラリンピックは競技スポーツのなかでも最高峰の大会とされるが，視覚障がい者スポーツのすべての種目が含まれているわけではない．パラリンピックの種目に含まれていない視覚障がい者スポーツにも国際レベルでの競技大会が設けられている種目が大半である．生涯スポーツは，体力作

---

* Tomomi SHIMIZU, 〒359-8555 所沢市並木 4-1 国立障害者リハビリテーションセンター病院，第二診療部長

りや健康増進を目的として行うスポーツである．競技スポーツの種目であっても，競技性がなければいずれも生涯スポーツになる．

　元々，障がい者スポーツは，医学的リハビリテーションの一環として始められた．今はそれだけではなく，健康増進や社会参加意欲を助長し，障がい者にとって生きがいにもなっている．障がい者スポーツの理念としてよく語られる「障がいがない人はスポーツをしたほうがいいが，障がいがある人はスポーツをしなければならない」という有名なハインツ・フライの言葉がある[3]．ハインツ・フライ自身も車椅子の陸上選手だったが，この障がいはすべての障がいにあてはまり，視覚障がいも例外ではない．

　このように，比較的歴史がある視覚障がい者スポーツだが，今まで乏しかった眼科医療との連携を根付かせることで，新たな展開が期待できる可能性が高い．

視覚障がい者スポーツの種目

　視覚障がい者が取り組むスポーツの種目は多岐にわたっており，視覚障がいを理由に取り組めない種目は案外少ない．ルールや道具に音源や触覚を利用し，視覚障がいを補うような工夫が加えられている種目が多い[2]．例えば，サッカー，野球，卓球，テニスなどの球技スポーツであれば，ボールの中に音が出る鈴が入っている．ゴールボールのコートのラインのように，触覚でわかるようにラインを盛り上げる工夫がされている種目もある．サッカーやボウリングでは，競技進行のなかで視覚的に補助するガイドを付けることができる．例えば，サッカーではシュートをするときに選手から見たゴールの位置と距離と角度を口頭で伝えるコーラーという役割があり，ボウリングも見える人に残ピンの位置を口頭で伝えてもらうことができる．

　種目によっては，選手がアイマスクをして行うものがある．例えば，ゴールボールは選手全員がアイマスクをして行うが，健常者もアイマスクをすることで，視覚障がい者と共に楽しむことができる．最近は，このように視覚障がい者だけで行うスポーツというよりは，障がい者と健常者が一緒に楽しむスポーツへの取り組みも増えている．競技スポーツの国際大会としては，パラリンピックの認知度が最も高いが，視覚障がい者が出場できる種目としては，夏季パラリンピックで陸上競技，水泳，自転車，柔道，ゴールボール，5人制サッカー（ブラインドサッカー），トライアスロン，ボート，馬術があり，冬季パラリンピックでアルペンスキー，クロスカントリースキー，バイアスロンがある[4]．パラリンピック種目以外では，サウンドテーブルテニス，フロアバレー，グランドソフトボール，ボウリング，クライミング，ブラインドテニスなどで種目数が多く，国際大会が定期的に開催されているものや，日本発祥の視覚障がい者スポーツも含まれている．パラリンピック種目か否かに関わらず，すべての種目で定期的にメダリストを輩出し，世界的にみても日本が強豪国に位置している種目も比較的多い．競技スポーツの団体一覧については別表を参照していただき，興味がある種目については表内の連絡先に直接コンタクトを取ってみるとよい（表1）．あるいは，各地の障がい者スポーツ協会に連絡を取ってみるのもよい．何をやったらよいかわからないという人に対しては，2020年東京パラリンピックを前に，各地で開催されている選手発掘事業を利用するのも一案である．ここでは，実際に障がい者スポーツの体験や相談ができる．選手発掘事業は，日本障がい者スポーツ協会，日本スポーツ振興センター，東京都障害者スポーツ協会などが主催している．

　生涯スポーツの種目は競技スポーツよりもはるかに多い．視覚障がいがあると，自分で自由に移動することに困難を覚えやすい．ともに歩いたり走ったりしてくれるガイドがいれば，視覚障がいの程度を問わずウォーキングやジョギングを楽しむことができる．また，最近はブラインドヨガの教室が定期開催されている地域もあり，年代を問

表 1. 主な視覚障がい者スポーツ関連団体一覧（2017.12月現在）

競技団体名	郵便番号	住所	電話	FAX	メール	ホームページ	備考
特定非営利活動法人 日本視覚障害者柔道連盟	112-0003	東京都文京区春日1-16-30 講道館4階	03-3811-5800	03-3811-5801	judob@joy.ocn.ne.jp	http://judob.or.jp/	パラリンピック競技
一般社団法人 日本障がい者乗馬協会	673-0005	兵庫県明石市小久保2-10-4 大田ビル1階(株)ノリス内	078-928-2150	078-928-2150	support@jrad.jp	http://jrad.jp/	パラリンピック競技
特定非営利活動法人 日本ブラインドサッカー協会	169-0073	東京都新宿区百人町2-21-27 ベアーズビル3階	03-6908-8907	03-6908-8908	info@b-soccer.jp	http://www.b-soccer.jp/	パラリンピック競技（ロービジョンフットサル競技はパラリンピック競技ではない）
認定非営利活動法人 日本ブラインドマラソン協会	113-0033	東京都文京区本郷2-9-8 本郷朝風ビル5階	03-3814-3229	03-3814-3229	info@jbma.or.jp	http://www.jbma.or.jp/	パラリンピック競技
一般社団法人 日本身体障がい者水泳連盟	651-0085	兵庫県神戸市中央区八幡通4-1-15 成蹊ビル303	連絡はメールかFAXで	078-855-6621	jsfd-information@paraswim.jp	http://paraswim.jp/	パラリンピック競技
一般社団法人 日本パラ陸上競技連盟	558-0003	大阪府大阪市住吉区長居2-1-10 パークサイド長居106号	06-6654-5367	06-6654-5367	japan-jimukyoku1@jaafd.org	http://jaafd.org/	パラリンピック競技
一般社団法人 日本パラサイクリング連盟	410-2201	静岡県伊豆の国市古奈430-1-1005	055-948-9320	055-948-9322	info@jpcfweb.com	http://www.jpcfweb.com/	パラリンピック競技
一般社団法人 日本ゴールボール協会	120-0005	東京都足立区綾瀬4-22-10-103	03-5849-3982		info_japangoalball@jgba.or.jp	http://www.jgba.jp/	パラリンピック競技
特定非営利活動法人 日本パラローイング協会	103-0007	東京都中央区日本橋浜町3-28-10-1階	03-6912-4300	03-6912-4301	jaa@e-jaa.jp	http://jpra-net.org/index.html	パラリンピック競技
公益社団法人 日本トライアスロン連合	150-0002	東京都渋谷区渋谷1-3-8 第二米来ビル6階	03-5469-5401	03-5469-5403	jtuoffice@jtu.or.jp	http://www.jtu.or.jp/	パラリンピック競技
特定非営利活動法人 日本財団パラリンピックサポートセンター内 日本障害者スキー連盟	107-0052	東京都港区赤坂1-2-2 日本財団ビル4階 日本財団パラリンピックサポートセンター内	03-6229-5429	03-6229-5420	info@sajd.com	http://www.sajd.com/	パラリンピック競技
全日本グランドソフトボール連盟	457-0865	愛知県名古屋市南区氷室町20-2	052-692-3711	052-692-3820	ykfnagoya@herb.ocn.ne.jp	http://gurasofu.web.fc2.com/	日本発祥 国内大会あり
日本視覚障害者卓球連盟（サウンドテーブルテニス）	063-0843	北海道札幌市西区八軒三条西2-3-20 ホワイトハウス2F-D	090-3390-5314	048-685-9956	takkyu-lenmay@tbi.t-com.ne.jp	http://jatvi.web.fc2.com/	日本発祥 国内大会あり
日本フロアバレーボール連盟	141-0021	東京都品川区上大崎3-5-1 しょうの治療院内	03-3440-3379		info22@jfva.org	http://www.jfva.org/	日本発祥 国内大会あり
日本ブラインドテニス連盟	657-0037	兵庫県神戸市灘区備後町4-1 ウェルブ六甲道3番街2番館201	080-5335-5797		secretariat@jbtf.jpn.org	http://jbtf.jpn.org	日本発祥 2015年、世界組織発足
NPO法人 日本視覚障害者セーリング協会	144-0056	東京都大田区西六郷3-29-3六天堂内	090-6931-9453		sailing@jbsa.jp	http://www.jbsa.jp/	国際大会・国内大会あり
特定非営利活動法人 日本視覚障害ゴルファーズ協会	180-0023	東京都武蔵野市境南町4-12-1818	0422-32-1466	0422-32-1466	golf-michio-i@nifty.com	http://www.vig-jp.com/	国際大会・国内大会あり
一般社団法人 全日本視覚障害者ボウリング協会	112-0002	東京都文京区小石川2-24-5-201	03-3818-3009		jimu@bbcj.org	http://www.bbcj.org/	国際大会・国内大会あり
特定非営利活動法人 モンキーマジック	180-0002	東京都武蔵野市吉祥寺東町4-11-6	0422-20-4720	0422-20-4720	info@monkeymagic.or.jp	http://www.monkeymagic.or.jp/	パラクライミング 国際大会・国内大会あり
社会福祉法人 日本盲人会連合スポーツ協議会	070-0028	北海道旭川市東8条6-4-5 加藤様方	090-3778-5751	0166-23-0062	lovegos2@8.dion.ne.jp	http://nichimou.org/activities/sportsconf/	日本盲人会連合内組織 視覚障がい者スポーツの普及・発展 スポーツ愛好者の友好・親睦

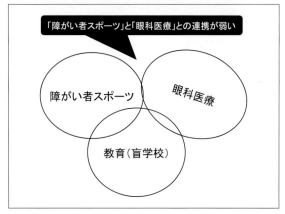

図 1. 視覚障がい者スポーツにおける連携

わず新たに取り組む視覚障がい者が出てきている．生涯スポーツのすべてを紙面で紹介することは難しいが，地元の社会福祉協議会や視覚障がい者向けの福祉施設などに連絡を取ってみると，その地域ならではの情報が入手できる可能性が高い．

ロービジョンケアとの関わり

ロービジョンケアの連携では，医療・教育・福祉が主な3つの領域とされるが，各領域内での連携も含めさまざまな形での連携が考えられる．視覚障がい者スポーツの連携を考えると，障がい者スポーツ・教育（盲学校）・眼科医療が主な3つの領域となる（図1）[2]．障がい者スポーツと教育（盲学校）は，盲学校に体育教諭がいることから，比較的以前から連携がとれていたと思われるが，障がい者スポーツと眼科医療の連携が以前よりはできつつあるが，いまだ十分ではない．前述のとおり，スポーツは生きがいにもなり得るので，眼科医療関係者が視覚障がい者スポーツのことをもう少し知っていれば，必要な患者に関連情報の提供を行うことが可能になる．視覚障がいがあると，一般的にはスポーツはおろか何もできないと思われがちで，家にこもりがちなケースも珍しくない．人の情報の80％以上は視覚から得られるといわれており，視覚がうまく使えなくなると，情報が入りにくいために余計に外出する機会が減少する傾向がある．現在の日本の視覚障がい者の半分以上は70歳代という高齢者が占め，さらには視覚障がいがあると転倒しやすくなる傾向があることを

考えても，視覚障がい者はロコモティブシンドロームを回避するためにもむしろ積極的にスポーツに取り組んだほうがよいといえる[5)6)]．

ロービジョンケアを要する患者には，見えにくいということで焦燥感を強め，不安を感じている人も多い．自分にとっての生きがいを見つけることで，ロービジョンケアがうまく進むことは筆者もよく経験するが，それにはやはり患者に必要な情報ときっかけがキーポイントになり，スポーツもその1つだと思われる[7)]．

課 題

視覚障がい者スポーツそのものにも課題がある．主には，選手発掘，資金，人手，クラス分けが挙げられる．障がい者スポーツ特有のシステムであるクラス分けに関しては，本誌別稿で詳述予定なのでそちらを参照されたい．

1．選手発掘

競技スポーツの課題になるが，いずれの競技団体も国際舞台を目指せる選手の不足に直面している．視覚障がい者の状況も今と昔では異なっており，視覚障がいがある生徒が全員盲学校に行くわけではなく，一般校で学習継続しているケースも増えている．近年は，年々盲学校の生徒数や学校数が減少傾向にあり，これまでのように盲学校に主眼を置いた選手発掘には限界があることが容易に予想できる．いかなる視覚障がい者もどこかの眼科にはつながっている可能性が高く，今後の選手発掘には，眼科医療とのタグがより大切になってくると思われる．そうなってくると，ますます眼科医療との連携は欠かせない．また，発掘しても選手が自活できなければ，競技に打ち込むことが難しくなる．いまだ門戸は狭いが，視覚障がい者を対象にしたアスリート雇用機会の拡充も今後の課題となるだろう．

2．資 金

競技スポーツ，生涯スポーツの双方にいえることであるが，資金は必要不可欠である．特に競技スポーツでは，合宿や国内外への遠征など，選手

が自前で資金を準備しなければならないことが多い．各種助成金を受ける，寄付を募る，スポンサーを探すなど，各々で工夫はしているが，ある程度の限界はある．2020年の東京パラリンピックが決まってから，パラリンピック種目である競技団体にはスポンサーもある程度付くようになったが，そうでない種目についてはこれまでと変わりない状況が続いているとも聞く．パラリンピックは2020年で終わりではなく，以降も続いていくので，パラリンピック種目だからということで必ずしも安泰だというわけではない．資金面は後述のとおり，さまざまなところに関わってくるため，今後の大きな課題の1つである．

3．人　手

資金面は，人手や競技団体の運営にも関係する．選手だけでなく，競技団体の関係者全体も足りていない．やるべきことはたくさんあっても専従職員がいる競技団体はほんの一握りである．専従職員を置くには資金がないと難しく，大半の競技団体の関係者は，本職があってそれ以外の空いた時間を利用して競技団体の仕事をしている．特に競技スポーツでは，練習量が競技結果に結びつくため，指導者やサポーターが自己の時間を大幅に割いていることが大半である．また，競技スポーツにも生涯スポーツにも共通していえることだが，団体の運営や広報も重要である．特に広報は，選手発掘，資金という面でも大切だが，人手がないとそこまで手が回らないという状況も生じやすい．資金とリンクして，人手も今後の大きな課題の1つである．

眼科医療関係者ができること

眼科医療関係者が視覚障がい者スポーツに何か関わろうと考えた場合，どのような関わり方ができるのだろうか．すべての職種に共通していることだが，まずはどのような視覚障がい者スポーツがあるのかを知って，患者に情報提供してみる．各地の障がい者スポーツ協会を紹介したり，表1のようなリストを提供するだけでも患者にとってはスポーツに触れ合うきっかけになる．

眼科医で本格的に視覚障がい者スポーツに関わろうという希望がある場合には，日本障がい者スポーツ協会公認の障がい者スポーツ医という資格があり，それを取得するのもよい[8]．毎年2月頃に日本障がい者スポーツ協会で養成講習会が3日間開催されており，全コース受講し，登録をすれば障がい者スポーツ医となる．これまで眼科の障がい者スポーツ医は30名を超えたところである．医学診断書（medical diagnostics form：MDF）の作成，国際・国内クラシファイア，競技団体の相談役，患者への視覚障がい者スポーツの啓発など，さまざまな形で視覚障がい者スポーツに関わることができる[9〜11]．視能訓練士などのコメディカルは，障がい者スポーツ指導員の初級をまずは取得してみるのもよいであろう．大事なことだが，対象はあくまでも視覚障がい者であり，ロービジョンケアの知識が必須なのはいうまでもない．

おわりに

何かと課題が多い視覚障がい者スポーツではあるが，視覚障がいに特化した障がい者スポーツの団体は現状では存在しないため，まずは視覚障がいというキーワードで横の連携を図ることを試みている．年に1回，視覚障がいに関わる競技団体，障がい者スポーツ協会，眼科の障がい者スポーツ医，メディアなどが一堂に会し，情報交換会が開催され，少しでも情報を共有し，問題解決への糸口を模索している状況である．年々参加者が増えていることをみても，多くの関係者が情報を求めていることがうかがえる．眼科医療との連携でこれまでにない切り口で発展できる可能性もあり，ぜひ少しでも多くの眼科医療関係者に関心を持っていただきたい．

文　献

1) 高山浩久：第Ⅳ編全国障害者スポーツ大会，第13章全国障害者スポーツ大会．新版障がい者スポーツ指導教本初級・中級，ぎょうせい，pp. 64-71,

2) 西田(清水)朋美:視覚障がい者のスポーツ.臨床スポーツ医学,32(12):1176-1181,2015.
3) 藤田紀明:第Ⅰ編障がい者スポーツの理念,第3章障がい者スポーツの意義と理念.新版障がい者スポーツ指導教本初級・中級,ぎょうせい,pp.10-13,2016.
   Summary 障がい者スポーツ全体の歴史や考え方などがわかりやすく解説されている.
4) 鈴木重成:視覚障がい者スポーツを応援しよう.日本の眼科,86(12):1658-1662,2015.
5) Brundle C, Waterman HA, Ballinger C, et al:The causes of falls:views of older people with visual impairment. Health Expect, 18(6):2021-2031, 2015.
6) Kojima R, Ukawa S, Ando M, et al:Association between falls and depressive symptoms or visual impairment among Japanese young-old adults. Geriatr Gerontol Int, 16(3):384-391, 2016.
7) 西田(清水)朋美,林 知茂,岩波将輝ほか:スポーツ導入を契機にロービジョンケアを前向きに進めることができた2例.日本ロービジョン学会誌,15:S23-S26,2015.
8) 大野建治:眼科医ならではの視覚障がい者スポーツへの関わり方.日本の眼科,86(12):1670-1673,2015.
9) 林 知茂:視覚とパラリンピック.日本の眼科,87(6):728-734,2016.
   Summary 眼科医へのリクエストが最も多いMDFについて解説されている.掲載誌の別ページにはMDFの記載例があり,わかりやすい.
10) 李 俊哉:障害者のスポーツ参加への条件 視覚障害者.臨床スポーツ医学,25(6):631-634,2008.
11) 西田(清水)朋美,岩波将輝,久保寛之ほか:アジアパラユースゲームズからみた視覚障害者スポーツにおける眼科医の役割.日本の眼科,82(4):469-471,2011.

特集／スポーツ眼科 A to Z

視覚障がい者スポーツ
視覚障がい者のクラス分けについて

林　知茂[*1]　清水朋美[*2]

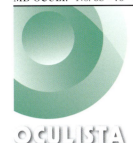

Key Words： クラス分け (classification)，クラス分け委員 (classifier)，医学診断書 (medical diagnostics form： MDF)，クラス (class)，ステイタス (status)

Abstract：クラス分けは，障害の程度が近い人同士で公平に競技を行うために設けられた障がい者スポーツ特有のシステムである．視覚障がいのクラス分けは，良いほうの目を対象に視力と視野の程度によって 3 つのクラスに分類されている．クラス分けには，国際クラス分け，国内クラス分け，障害区分と大きく 3 種類あるが，いずれのクラス分けも基本的な考え方は同じである．2020 年のオリンピック・パラリンピック東京大会が近づくにつれ，クラス分けに関する諸検査や診断書作成依頼の機会が各地の眼科で以前より出てきている．眼科医療関係者が正しいクラス分け知識を習得することで，選手は安心して競技大会に出場することができ，さらには将来に向けて新たな選手発掘につながる可能性も高い．

はじめに

2020 年オリンピック・パラリンピック東京大会を目前に，視覚障がい者スポーツがメディアで取り上げられる機会が急増している．眼科医にとっては，視覚障がい者スポーツの知識を高める良いチャンスである．障がい者スポーツ全般を語るうえで欠かせない最も基本的な事項の 1 つが「クラス分け」であり，視覚障がい者スポーツにおいても例外ではない．視覚障がいのクラス分けは視力と視野の検査結果を基準に行われるため，眼科的知識が必要不可欠である．しかし，現状では眼科医療関係者のクラス分けに関する知識は十分に広まっていない．本稿では，クラス分け全体の概説に加え，今後ますます眼科医療関係者への依頼が増えていくと予測される医学診断書 (medical diagnostics form：MDF) についても解説していく．

クラス分けの種類

視覚障がいのクラス分けには，「国際クラス分け」「国内クラス分け」「障害区分」があり，各々について解説する．

1．国際クラス分け

世界各国で開催される国際競技大会の直前に行われるクラス分けである．国際クラス分けを担当するクラス分け委員は，国際障害者スポーツ協会 (International Paralympic Committee：IPC) と国際視覚障害者スポーツ連盟 (International Blind Sports Federation：IBSA) に認定された国際クラシファイアのみ担当することができる[1]．この資格を取得できる対象はロービジョンケアに従事している眼科医とオプトメトリストに限定されており，IPC と IBSA が不定期で開催する training course を受講し，最終日の試験に合格することで有資格者となることができる．現在，国内には 4 名の国際クラシファイアを有する眼科医がいる．

[*1] Tomoshige HAYASHI, 〒359-8555　所沢市並木 4-1　国立障害者リハビリテーションセンター病院眼科，医長
[*2] Tomomi SHIMIZU, 同病院，第二診療部長

表 1. 国内・国際クラス分け基準

B1	Visual acuity poorer than logMAR 2.60 (0.0025) 視力が logMAR 2.60 (0.0025) より悪い
B2	Visual acuity ranging from logMAR 1.50 (0.032) to 2.60 (0.0025) (inclusive) and/or Visual field constricted to a diameter of less than 10 degrees 視力が logMAR 1.50 (0.032) から logMAR 2.60 (0.0025) まで あるいは 視野が直径 10°以内
B3	Visual acuity ranging from logMAR 1.40 (0.04) to 1 (0.1) (inclusive) and/or Visual field constricted to a diameter of less than 40 degrees 視力が logMAR 1.40 (0.04) から logMAR 1 (0.1) まで あるいは 視野が直径 40°以内

※すべて良いほうの目の基準である
※視野は,ゴールドマン視野検査のⅢ/4eが基準となる
※括弧内の数値は,各 logMAR に相当する小数視力

選手たちが国際クラス分けを受ける際に大切なことは,後述の医学診断書(MDF)を事前に準備する必要があるということである.国際クラス分けの現場では,事前に提出された選手の MDF を確認しながら,国際クラシファイアがその場で選手の視力測定と診察をし,さらに必要がある選手には視野検査を行い,クラス判定を行う.

2. 国内クラス分け

日本国内のみで適応されるクラス分けである.現状で国内クラス分けが行われている視覚障がい者スポーツは,陸上競技,水泳,スキーである.これらの3競技は,年に1回ジャパンパラ競技大会が開催されており,その直前に国内クラス分けが行われる.国内クラス分けを担当するクラス分け委員は,基本的に日本障がい者スポーツ協会公認障がい者スポーツ医を有する眼科医であり,国際クラシファイアである必要はない.現時点では,32名の障がい者スポーツ医を有する眼科医が在籍しており,そのうち実際にクラス分けを経験した眼科医は約半数である.国内クラス分け基準は国際クラス分け基準と全く同じで,クラス分けでの視力と視野の検査手順も同じである.なお,今のところ,国内クラス分け前には MDF を提出する必要はない.

3. 障害区分

国民体育大会,いわゆる国体の直後に開催される全国障害者スポーツ大会で用いられているクラス分けのシステムを障害区分という[2].国内・国際クラス分けと同じ概念だが,判定の進め方が全く異なる.障害区分は,大会前に障がい者スポーツの関係者等が選手の身体障害者手帳(以下,手帳)に記載されている情報をもとに区分判定を行う.しかし,選手の障がい程度と手帳等級が一致していなかったり,手帳と障害区分の視野基準が全く異なっているために判断できなかったりなど,以前から問題点が多く指摘されている.近年,日本障がい者スポーツ協会の関係者が検討を重ね,2018年度より基本的に手帳から区分しやすくなる基準へ改定される予定となっている.

クラス分けの基準

視覚障がいのクラス分けは,良いほうの目の視力と視野の視機能により3つのクラスに分類されている(表1)[3〜5].クラス分けの基準は,日本の手帳基準と全く異なり,手帳を取得していてもクラス分け基準に該当しない場合もある.また,クラス分けの視力は,The Berkeley Rudimentary Vision Test(BRVT)と呼ばれるロービジョン患者向けの特殊な視力チャートを用い,視力は logMAR で測定する(図1).視野は,ゴールドマン視野検査のⅢ/4e イソプタの範囲が基準となる.

仮に選手の視機能が B3 の基準よりも良い場合,その選手は NE(不適格:Not eligible)となり,競技参加することができない.国際レベルの競技

表 2. 障害区分

区分 1：視力 0 から光覚弁まで
区分 2：視力手動弁から 0.03 までか，視野 5°以内
区分 3：視力 0.03 から視力 0.1 までか，視野 20°まで

※すべて良いほうの目の基準である
※視野は，ゴールドマン視野検査の V/4e が基準となる

大会を目指し，時間と費用をかけて一生懸命練習したとしても，国際クラス分けで NE と判定されれば，選手は競技には出場できない．団体競技がある種目だと，チームを組めない可能性も生じる．また，競技種目によっては，クラスが変わることで競技上のルールが若干異なる場合もある．このように，クラス分けは競技をするうえで大変重要であり，特に国内・国際クラス分けを受ける選手については，予測されるクラスを眼科で事前確認しておくように各競技団体に推奨されている．

障害区分（表 2）に関しては，手帳をもとに区分するにも関わらず，現行基準は手帳基準と全く異なる．2018 年度から基準が改定されることで，これまでの問題が少しでも解決されることが望まれる．

医学診断書（MDF）（図 2，3）

MDF とは，選手の病状と視機能を医学的に証明する英文の医学診断書で，所定の書式がある[3)～5)]．競技を統括する組織によって書式が若干異なるため，事前確認をしておくとよい．国際クラス分けを受ける選手または IPC 登録をする選手には必須である．国際クラス分けを受ける際には，事前に母国で作成した MDF を大会組織委員会などへ提出する必要がある．MDF 記入にあたっては，眼科医であれば誰でも書くことが可能で，特別な資格は不要である．しかし，MDF は一般的に見慣れない英文診断書であり，眼科で記入を断られるケースも散見される．国際舞台で競技をする選手にとっては，大変重要な診断書であり，またそもそも視覚障害者が見知らぬ眼科を受診することは大変困難であるため，かかりつけ眼科のできる限りの協力をお願いしたい．

特に後述するステイタスの判定は MDF の記載内容や添付検査結果で左右されることもあり，選手や競技関係者のみならず，専門知識を持つ眼科医療関係者も理解を深めておくと，選手も安心して国際クラス分けを受けやすくなるであろう．ま

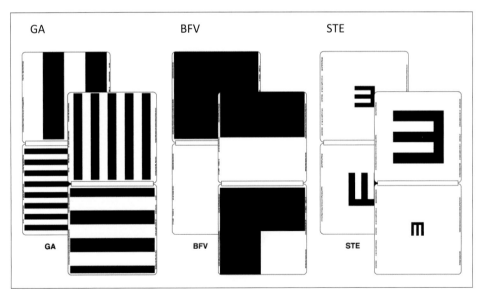

図 1．The Berkeley Rudimentary Vision Test（BRVT）
GA：Grating Acuity card pair，BFV：Basic Vision Function card pair，STE：Single Tumbling E card pair の 3 種カードで構成されている．各視標は 25 cm 角であり，つながっている 2 つの視標の境界線で折畳でき，携帯にも便利である．クラス分けでは主に STE を用いる．

Medical Diagnostics Form
for athletes with visual impairment

The form is to be completed in English and by a registered ophthalmologist.
All medical documentation required on pages 2-3 needs to be attached.
The form and the attached medical documentation may not be older than 12 months at the time of the Athlete Evaluation.

Athlete Information

Last name: _____

First name: _____

Gender: Female ❏   Male ❏   Date of Birth: _____

Sport: _____

NPC/NF: _____   IF registration ID (if applicable): _____

Medical Information

Diagnosis:
_____

Medical history:
Age of onset: _____
Anticipated future procedure(s): _____
Athlete wears glasses: ❏ yes ❏ no   Correction: Right: _____ Left: _____
Athlete wears contact lenses: ❏ yes ❏ no   Correction: Right: _____ Left: _____
Athlete wears eye prosthesis: ❏ right ❏ left

Medication:

Eye medications used by the athlete:	
Ocular drug allergies:	

図 2-a. 国際障害者スポーツ協会 IPC の MDF

た，MDF は記入日から 1 年間有効となっており，期限切れにも留意したい．

実際の記載内容は，至ってシンプルであり，決して難しいものではない．視力と視野を記入する項があるが，視力は一般的に国内で使用されているランドルト環の視力チャートを使用し，小数視力の記入で構わない．国内・国際クラス分けで使用する視力チャートの BRVT は不要である．視野はゴールドマン視野計での検査が推奨されるが，Ⅲ/4e イソプタでの判定になるため，必ず測

Athlete:

Assessment of visual acuity and visual field

Visual Acuity

	Right eye	Left eye
With correction		
Without Correction		

Type of correction: _____
Measurement Method: _____

Visual Field:

In degrees (radius)	Right eye	Left eye

Attachments to the Medical Diagnostic Form

1. Visual field test

For all athletes with a restricted visual field a visual field test must be attached to this form.
The athlete's visual field must be tested by full-field test (120 degrees) and a 30 degrees, 24 degrees or 10 degrees central field test, depending on the pathology.
One of the following perimeters should be used for the assessment: Goldmann Perimetry (Intensity III/4), Humphrey Field Analyzer or Octopus (Interzeag).

2. Additional medical documentation

Please specify which eye condition the athlete is affected by.

Eye condition	Additional medical documentation required (see below)
❑ Anterior disease	none
❑ Macular disease	<ul><li>Macular OCT</li><li>Multifocal and/or pattern ERG*</li><li>VEP*</li><li>Pattern appearance VEP*</li></ul>
❑ Peripheral retina disease	<ul><li>Full field ERG*</li><li>Pattern ERG*</li></ul>
❑ Optic Nerve disease	<ul><li>OCT</li><li>Pattern ERG*</li><li>Pattern VEP*</li><li>Pattern appearance VEP*</li></ul>
❑ Cortical / Neurological disease	<ul><li>Pattern VEP*</li><li>Pattern ERG*</li><li>Pattern appearance VEP*</li></ul>

図 2-b. 国際障害者スポーツ協会 IPC の MDF

定しておく．また，疾患によって網膜電図，視覚誘発電位，光干渉断層計の検査結果が必要となることがある．

ステイタス

国内・国際クラス分けにはステイタスというサ

Athlete:

The ocular signs must correspond to the diagnosis and degree of vision loss. If eye condition is obvious and visible and explains the loss of vision, no additional medical documentation is required. Otherwise the additional medical documentation indicated in the above table must be attached to this form. If the medical documentation is incomplete, the classifiers will not be able to allocate a sport class.

*Notes on electrophysiological assessments (VEPs and ERGs):
Where there is discrepancy or a possible discrepancy between the degree of visual loss, and the visible evidence of ocular disease the use of visual electrophysiology is often helpful in demonstrating the degree of impairment.

Submitted data should include the report from the laboratory performing the tests, copies of the original data, the normative data range for that laboratory, and a statement specifying of the equipment used, and its calibration status. The tests should be performed as a minimum to the standards laid down by the International Society for Electrophysiolgy of Vision (ISCEV) (http://www.iscev.org/standards/).

A Full Field Electroretinogram (ERG) tests the function of the whole retina in response to brief flashes of light, and can separate function from either the rod or cone mediated systems. It does not however give any indication of macular function.
- A Pattern ERG tests the central retinal function, driven by the macular cones but largely originating in the retinal ganglion cells.
- A Multifocal ERG tests the central area (approx. 50 degrees diameter) and produces a topographical representation of central retinal activity.

A Visual evoked cortical potential (VEP) records the signal from produced in the primary visual cortex, (V1), in response to either a pattern stimulus or pulse of light. An absent or abnormal VEP is not in itself evidence of specific optic nerve or visual cortex problems unless normal central retinal function has been demonstrated.
- A Pattern appearance VEP is specialised version of the VEP used to establish visual threshold which can be used to objectively demonstrate visual ability to the level of the primary visual cortex.

☐ I confirm that the above information is accurate.
☐ I certify that there is no contra-indication for this athlete to compete at competitive level in sport, with the exception of _____.
Name:
Medical Specialty:
Registration Number:
Address:
City: Country:
Phone: E-mail:
Date: Signature:

図 2-c. 国際障害者スポーツ協会 IPC の MDF

ブカテゴリーがある[1)4)].「New」「Confirmed」「Review」の 3 種類が基本となる.クラス分けでは,クラス判定にステイタスがついているので,両方とも必ず確認しておきたい.ステイタスは,選手が次回の競技大会に出場するときにクラス分けを受ける必要があるか否かを判定されたものであ

Athlete:

This Medical Diagnostic Form with attachments is to be submitted to the respective IF:

IF/ Sport	Address	To be submitted to:
IPC Sports - Alpine Skiing, Athletics, Nordic Skiing, Swimming	International Paralympic Committee Adenauerallee 212-214 53113 Bonn Germany	Upload to athlete's profile in the SDMS database at least six (6) weeks before the competition.
IBSA – Football 5-a-side, Goalball, Judo	IBSA Adenauerallee 212-214 53113 Bonn Germany	Upload to athlete's profile in the ISAS database at least six (6) weeks before the competition.
UCI - Cycling	UCI – Para-Cycling UCI Headquarters Chemin de la Mêlée 12 1860 Aigle Switzerland	Fax +41-24-468-5812 E-mail: classification@uci.ch
FEI - Equestrian	Fédération Equestre Internationale HM King Hussein I Building Chemin de la Joliette 8 1006 Lausanne Switzerland	Fax +41 21 310 4760 E-mail: trond.asmyr@fei.org
FISA - Rowing	FISA Attn. FISA Head of Classification Maison du Sport International Av. de Rhodanie 54 1007 Lausanne Switzerland	Fax +41 21 617 8375 E-mail: info@fisa.org with attn. FISA Head of Classification
IFDS - Sailing	IFDS Ariadne House Town Quay Southampton, Hampshire SO14 2AQ United Kingdom	Fax. +44 23 8063 5789 E-mail: ifds@isaf.co.uk
ITU - Triathlon	International Triathlon Union (ITU) #221, 998 Harbourside Dr. North Vancouver, BC, Canada, V7P 3T2	E-mail: eric.angstadt@triathlon.org

図 2-d. 国際障害者スポーツ協会 IPC の MDF

る.クラス分けを受ける必要がなければ,選手は事前にクラスが変わる可能性がなくなり,その分競技に集中しやすいという最大のメリットがある.

New(N)は,過去にクラス分けを受けたことがなく,全く初めてクラス分けを受ける選手のことを意味する.例えば,国内クラス分けは何度か受けているが,国際クラス分けは初めてという場合には,国際クラス分けでは New になる.

Confirmed(C)は,障がい状況と視機能が固定しており,基本的に次回以降クラス分けを受ける必要がないことを意味する.選手にとっては,最も理想的なステイタスである.例えば,明らかな無眼球あるいは眼球癆などでこれ以上の視機能回復が望めない場合には,クラスは B1 で,ステイ

MEDICAL DIAGNOSTICS FORM (MDF) FOR ATHLETES WITH VISUAL IMPAIRMENT

- To be **fully filled** in **English,** in **CAPITAL LETTERS**, typed or **black** ink. **All sections must be completed**.
- To be confirmed and certified **by a registered ophthalmologist**.
- **Cannot be older than 12 months** at the time of the athlete's International Classification.
  The same for the complementary medical documentation attached.
- Must be **uploaded in ISAS (IBSA system) 6 weeks prior** to first classification day.
- See also **Text and Notes on page 3 and 4.** More detailed indication is in the VI Classification Manual.
- **At Classification athlete must show the original of MDF and other medical documents required**.

To be filled by the National Federation

I - ATHLETE INFORMATION (as written in passport)

Last name:_____ First name:_____
Gender: Female ☐ Male ☐ Date of Birth: __/__/__ Nationality: _____
Sport:_____, NPC/NF:_____, ISAS registry:_____, SDMS (IPC):_____
☐ National Paralympic Committee (NPC) or National Federation (NF) certifies that there are no health risks and contra-indication for the athlete to compete at a competitive level in the above sport. NPC/NF keeps all the relevant medical and legal documents regarding this.

_____ _____ ___/___/___
Name (stamp)   Signature   Date : Day Month Year

II - PREVIOUS CLASSIFICATIONS

Last National Classification: Year:_____ Class: B1☐ B2☐ B3☐ Other☐:_____
First International Classifications: New☐ or Year:_____ Class:B1☐ B2☐ B3☐ NE☐
Last International Classification: Place:_____, Year:_____, Sport:____
Actual International Class and Status: New ☐ or Protest / Reclassification accepted ☐_____, or
Class:B1☐ B2☐ B3☐ Status: Review☐(next time) or Review Year☐ ; NE☐1ˢ panel; CNC ☐

To be filled by Medical Doctor - Ophthalmologist

III - MEDICAL INFORMATION

A - Relevant systemic (non ophthalmic) pathology and medical information

Yes ☐:_____
_____
_____
No ☐

B - Visual, ophthalmic and associated diagnosis (short)

-
-
-

C - Ophthalmic medical data

Age of onset:_____ At present: ☐ Stable on the last_____years ☐ Progressive
Anticipated future procedure(s): ☐ No ☐ Yes:_____ when: _____

D - Eye medication and allergies

Ophthalmic medication used by the athlete: No ☐ Yes ☐: _____
_____
Allergic reactions to ocular drugs: No ☐ Yes ☐: _____

図 3-a. 国際視覚障害者スポーツ連盟 IBSA の MDF

Athlete: last name:_____ first name:_____

To be filled by Medical Doctor - Ophthalmologist

E - Optical correction and prosthesis

Athlete wears glasses: ❏ No ❏ Yes : { Right eye: Sph._____ Cyl._____ Axis (º)
                                        Left eye: Sph._____ Cyl._____ Axis (º)

Athlete wears contact lenses: ❏ No ❏ Yes : { Right eye: Sph._____ Cyl._____ Axis (º)
                                               Left eye: Sph._____ Cyl._____ Axis (º)

Athlete wears eye prosthesis: ❏ No   ❏ Yes : ❏ Right ❏ Left

F - Visual Acuity

Visual Acuity	Right eye	Left eye	Binocular
With correction			
Without Correction			

Measurement Method: ❏ LogMar ❏ Snellen ❏ Other: _____

Correction used   ❏ Glasses   Right eye: Sph._____ Cyl._____ Axis (º)
for visual acuity test: ❏ Contact lenses   Left eye: Sph._____ Cyl._____ Axis (º)
                         ❏ Trial lenses

G - Visual Field (IMPORTANT: Visual fields graphics must be attached)

Equipment used:_____ Pupil diameter:_____ mm
Date: _____/_____/_____

Periphery isopter	Right eye	Left eye	Binocular

Amplitude in degrees (Diameter)	Right eye	Left eye	Binocular

❏ I confirm that the above information is accurate and updated
❏ I certify that there is no ophthalmologic contra-indication for this athlete to compete in the above mentioned sport
   - Attachments added to this Medical Diagnostic Form : ❏ No   ❏ Yes: *see and check in page 3*

Name: _____
Medical Specialty: **Ophthalmology** , National Registration Number: _____
Address: _____
City:_____ Country: _____
Phone:_____ E-mail: _____
Date:_____/_____/_____ Signature:_____

図 3-b. 国際視覚障害者スポーツ連盟 IBSA の MDF

Athlete: last name:_____ first name :_____

IV - ATTACHMENTS TO THE MEDICAL DIAGNOSTIC FORM

1. Visual field test

For all athletes with a restricted visual field a **visual field test must be attached to this form**.

The athlete's visual field must be tested by a **full-field test** (80 or 120 degrees) <u>and also</u>, depending on the pathology a 30, 24 or 10 degrees central field test.

One of the following perimeters must be used: **Goldman Perimeter (with stimulus III/4)**, Humphrey Field Analyzer or Octopus (Interzeag) with equivalent isopter to the Goldman III/4

2. Additional medical documentation:
Specify which eye conditions the athlete is affected and what additional documentation is added to the Medical Diagnostic Form.

The ocular signs must correspond to the diagnosis and to the degree of vision loss. If the eye condition is obvious and visible and explains the loss of vision, no additional medical documentation is required. Otherwise the additional medical documentation indicated in the following table must be attached.

All additional medical documentation needs a short medical report, in English. When the medical documentation is incomplete or the report missing, the classification may not be concluded and the athlete cannot compete.

To be filled by Medical Doctor - Ophthalmologist

Eye condition	Additional medical documentation required		
☐ Anterior disease	none		
☐ Macular disease	☐ Macular OCT	☐ Right eye	☐ Left eye
	☐ Multifocal and/or pattern ERG*	☐ Right eye	☐ Left eye
	☐ VEP*	☐ Right eye	☐ Left eye
	☐ Pattern appearance VEP*	☐ Right eye	☐ Left eye
☐ Peripheral retina disease	☐ Full field ERG*	☐ Right eye	☐ Left eye
	☐ Pattern ERG*	☐ Right eye	☐ Left eye
☐ Optic Nerve disease	☐ OCT	☐ Right eye	☐ Left eye
	☐ Pattern ERG*	☐ Right eye	☐ Left eye
	☐ Pattern VEP*	☐ Right eye	☐ Left eye
	☐ Pattern appearance VEP*	☐ Right eye	☐ Left eye
☐ Cortical / Neurological disease	☐ Pattern VEP*	☐ Right eye	☐ Left eye
	☐ Pattern ERG*	☐ Right eye	☐ Left eye
	☐ Pattern appearance VEP*	☐ Right eye	☐ Left eye
☐ Other relevant medical documentation added	☐ _____		
	☐ _____		
	☐ _____		

*Notes for electrophysiological assessments (ERGs and VEPs):

Where there is a discrepancy or a possible discrepancy between the degree of visual loss and the visible evidence of the ocular disease, the use of visual electrophysiology can be helpful in demonstrating the degree of impairment.

<u>Submitted electrophysiology tests should include</u>: 1- <u>Copies of the original</u> graphics; 2- The <u>report in English</u> from the laboratory performing the tests, the normative data range for that laboratory, a statement specifying the equipment used and its calibration status. The tests should be performed according to the standards laid down by the International Society for Electrophysiology of Vision (ISCEV) (http://www.iscev.org/standards/).

図 3-c. 国際視覚障害者スポーツ連盟 IBSA の MDF

Athlete: last name:_____ first name :_____

- A Full Field Electroretinogram (ERG) tests the function of the whole retina in response to brief flashes of light, and can separate function from either the rod or the cone mediated systems. However, it does not give any indication of macular function.
- A Pattern ERG tests the central retinal function, driven by the macular cones but largely originating in the retinal ganglion cells.
- A Multifocal ERG tests the central area (approx. 50 degrees diameter) and produces a topographical representation of central retinal activity.
- A Visual evoked cortical potential (VEP) records the signal produced in the primary visual cortex, (V1), in response to either a pattern stimulus or pulse of light. An absent or abnormal VEP is not in itself evidence of specific optic nerve or visual cortex problems unless normal central retinal function has been demonstrated.
- A Pattern appearance VEP is a specialised version of the VEP used to establish visual threshold which can be used to objectively demonstrate visual ability to the level of the primary visual cortex.

PROCEDURE FOR CLASSIFICATION AT AN IBSA COMPETITION

An athlete will only be permitted to undergo International Classification at IBSA competitions if he/she:
- STEP 1: Has an IBSA **ISAS** license; for more information contact: ibsaassist@ibsasport.org
- STEP 2: Has uploaded the required Medical Diagnostics documentation on the ISAS database and applied for a place on the classification programme in the respective competition.

IBSA will schedule all athletes with a **new**[1] or **review**[2] status. Where classification schedules at a competition are full, new athletes will take priority over review athletes.

Review + no year	Athletes that have been classified and are given a Review **without a date** means that they must present for classification at the very next competition in which they participate
Review + a year	Athletes that have been given a Review with a date means that they **must present for classification** at the first competition in the year stated ..or after
Classification Review Request	Athletes whose eyesight has deteriorated and would like to ask for a re-classification

Medical Diagnostics Form for Athletes with Visual Impairment

To facilitate our classifiers and to ascertain that the athlete is correctly classified, it is compulsory that the IBSA **Medical Diagnostics Form** (MDF) be completed for each athlete and uploaded on to the ISAS database at least 6 weeks before they undergo classification. Any additional medical reports as outlined on the form should be also uploaded and should be named as is explained below. This allows our classifiers to have enough time to review the documentation and if necessary ask for more information. The following conditions apply:
- The MDF form **must** be completed in English and by a registered ophthalmologist in your country;
- All medical documentation on pages 2-3 needs to be scanned and attached. If the medical documentation is incomplete, the classifiers will not be able to allocate a sport class.
- The form and any additional medical documentation e.g. electrophysiological assessments (VEPs and ERGs), should not be older than 12 months at the time of the Athlete Evaluation.

How to upload the Medical Diagnostics form and related material into the ISAS database

図 3-d. 国際視覚障害者スポーツ連盟 IBSA の MDF

Athlete: last name:_____ first name :_____
Your athlete must be already registered on the ISAS database with a copy of the passport, recent photo and IBSA Eligibility Form.

1. **Scan the Medical Form Document (MDF) into a <u>PDF</u> (Max. size 1280KB) – jpg or word docs are not acceptable**

2. **Name your MDF in this way:** : (3 CAPITAL letters for **Country code** + underscore + **first 2 letters** of the first given name small letters and **all the last family name** in CAPITAL letters (as it is on passport) all together (no spaces) :
- **Example:** Anna Merkovic from Uzbekistan – File name =
    UZB_anMERKOVIC_MDF1.pdf

3. **Log in to the ISAS database;**

4. **Under "participants" click on Classification;**

5. **Select the athlete you wish to upload medical information;**

6. **Click on the "Documentation + relevant sport " Tab;**

7. **Upload the MDF to "Medical Form 1";**

8. **Upload any other medical documentation including ERG, VF, OCT medical tests to "Medical Form 2" again naming your files as in item 2.**
- **Example: UZB_anMERKOVIC_ERG.pdf** + **medical exam abbreviation** in CAPITAL letters : ERG: VF: OCT

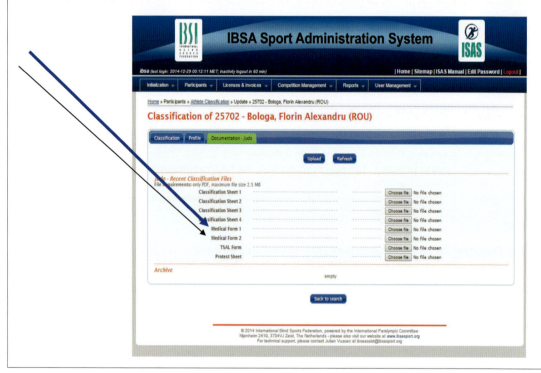

図 3-e. 国際視覚障害者スポーツ連盟 IBSA の MDF

検査のデータ不足でクラス分け会場での判定が難しい場合などに付けられる．Review はさらに細分化されていて，Fixed review date（以下，FRD）が付かない単なる Review と，Review in 2 years，Review in 4 years の 3 つに分けられる．単なる Review の場合は，次回出場予定の競技大会があれば，そこでクラス分けが行われる時には再度クラス分けを受けなければならないことを意味する．2 years と 4 years については，例えば 2017 年にクラス分けを受けて，2 years か 4 years の

fixed years が付いたとすれば，2 years であれば 2019 年の最初に出場予定の競技大会で行われるクラス分けまでは受けなくてよくなる．同じく，4 years であれば，2021 年の最初に出場予定の競技大会で行われるクラス分けは受けなければならないが，その間は出場する競技大会にクラス分けがあったとしても受ける必要は原則ないということを意味する．このように Review では FRD が付くか付かないかで大きく異なる．FRD のない単なる Review の結果だった場合には，その大半は必要な検査データが足りていなかったり，検査データの英訳がなかったりなどが理由である場合も多く，MDF や検査データ資料は事前によく吟味しておく必要がある．

2016 年のリオデジャネイロパラリンピックから，IPC より「Zero classification policy」が提唱され，パラリンピックでは原則直前のクラス分けを行わないということが正式に決定した．そして，ステイタスが New と単なる Review の選手はパラリンピックに出場できないことになり，Confirmed, Review in 2 years, Review in 4 years の選手のみがパラリンピック出場の対象となり，2020 年の東京でも踏襲される予定である．つまり，パラリンピックでは現場でのクラス分けの結果でクラスが変わるという可能性をなくし，競技に集中することができる環境を提供するということである．つまり，パラリンピック以外の各種競技大会や予選会でクラス分けを受け，有効なクラスとステイタスを有した選手のみがパラリンピックに臨むということである．よって，今まで以上にクラスのみならずステイタスが重視されるようになり，競技関係者にとってはクラス分けについての知識と戦略がますます必要となってきている．

おわりに

視覚障がい者スポーツには課題が多いが，特にクラス分けに関しては眼科の専門知識が欠かせない．なかでも MDF 作成には眼科医の協力が必須であり，オファーがあった際には，ぜひ可能な範囲で対応していただければ幸いである．各競技団体には担当眼科医がいるので，MDF の記載上で不明な点がある場合には，競技団体へ問い合わせてみるとよい．クラス分けは奥が深く，眼科医療関係者として知れば知るほど興味深い．クラス分けを知ることで，ロービジョンの患者に視覚障がい者スポーツを勧めたり，実際に観戦をするときに役立つことも多い．眼科医療関係者がクラス分けを知ることは，国内の視覚障がい者スポーツ全体の底上げにもつながるであろう．まずは基本として，MDF の円滑な準備とクラス分けでの不用意なクラス変更と NE を出さないためにも，今後ますます，より多くの眼科医療関係者の理解と協力が求められる．

文 献

1) 西田(清水)朋美：視覚障がい者のスポーツ．臨床スポーツ医学，32(12)：1176-1181，2015.
2) 高山浩久：全国障害者スポーツ大会の障害区分．新版障がい者スポーツ指導教本 初級・中級，ぎょうせい，pp. 72-77，2016.
3) 林 知茂，西田(清水)朋美：サイエンティフィック・クエスチョン ロービジョンケアの観点から視覚障害者スポーツの有用な点と注意点を教えてください．専門医のための眼科臨床クオリファイ 26 ロービジョンケアの実際，中山書店，pp. 272-277，2015.
4) 西田(清水)朋美：視覚障がい者スポーツのクラス分け．日本の眼科，86(12)：1664-1668，2015.
   Summary 視覚障がい者スポーツクラス分けに関する基本的な内容が解説されている．
5) 林 知茂：視覚とパラリンピック(解説)．日本の眼科，87：728-734，2016.
   Summary MDF の具体的な記載例が同号の別ページに掲載されており，MDF 作成時には必読の文献．

FAX 専用注文書 眼科1710

年　月　日

○印	雑誌・書籍名	定価(税込)	冊数
	MB OCULISTA　年間定期購読お申し込み（送料弊社負担） 2018年1月〜12月（No.58〜69：計12冊）	41,040 円	
	2017年__月〜12月（〜No.57）		
	MB OCULISTA No. 48　眼科における薬物療法パーフェクトガイド＜増大号＞	5,400 円	
	MB OCULISTA No. 55　緑内障診療に役立つ検査ノウハウ	3,240 円	
	MB OCULISTA No. 54　実践 黄斑浮腫の診療	3,240 円	
	MB OCULISTA No. 53　複視を診たらどうするか	3,240 円	
	MB OCULISTA No. 52　初診外来担当医に知っておいてほしい眼窩疾患	3,240 円	
	MB OCULISTA No. 51　酸化ストレスと眼	3,240 円	
	MB OCULISTA No. 50　眼科で見つける！全身疾患	3,240 円	
	MB OCULISTA バックナンバー（号数と冊数をご記入ください） No.		
	Non-Surgical 美容医療超実践講座　新刊	15,120 円	
	ここからスタート！睡眠医療を知る　新刊	4,860 円	
	超アトラス眼瞼手術―眼科・形成外科の考えるポイント―　増刷	10,584 円	
	イチから知りたいアレルギー診療	5,400 円	
	実地医家のための甲状腺疾患診療の手引き　増刷	7,020 円	
	アトラスきずのきれいな治し方 改訂第二版　増刷	5,400 円	
	PEPARS No. 123　実践！よくわかる縫合の基本講座＜増大号＞	5,616 円	
	PEPARS No. 87　眼瞼の美容外科 手術手技アトラス＜増大号＞	5,400 円	
	PEPARS No. 51　眼瞼の退行性疾患に対する眼形成外科手術＜増大号＞	5,400 円	

お名前　フリガナ　　㊞　　診療科

ご送付先　〒　－

□自宅　□お勤め先

電話番号　□自宅　□お勤め先

バックナンバー・書籍合計 5,000円以上のご注文は代金引換発送になります

―お問い合わせ先―
㈱全日本病院出版会営業部
電話 03(5689)5989
FAX 03(5689)8030

Monthly Book OCULISTA

通常号 3,000 円＋税
増大号 5,000 円＋税

2018.1. 現在

バックナンバー一覧

2013 年
- No. 1 眼科 CT・MRI 診断実践マニュアル　編／後藤　浩
- No. 2 こう活かそう！OCT　編／飯田知弘
- No. 3 光凝固療法実践マニュアル　編／小椋祐一郎
- No. 4 再考！近視メカニズム—実臨床のために—　編／不二門尚
- No. 5 ぶどう膜炎外来診療　編／竹内　大
- No. 6 網膜静脈閉塞症の診療マニュアル　編／佐藤幸裕
- No. 7 角結膜感染症の外来診療　編／近間泰一郎
- No. 8 糖尿病網膜症の診療　編／北野滋彦
- No. 9 緑内障性視神経症の診断　編／富田剛司

2014 年
- No. 10 黄斑円孔・上膜の病態と治療　編／門之園一明
- No. 11 視野検査 update　編／松本長太
- No. 12 眼形成のコツ　編／矢部比呂夫
- No. 13 視神経症のよりよい診療　編／三村　治
- No. 14 最新 コンタクトレンズ処方の実際と注意点　編／前田直之
- No. 15 これから始める ロービジョン外来ポイントアドバイス　編／佐渡一成・仲泊　聡
- No. 16 結膜・前眼部小手術 徹底ガイド　編／志和利彦・小早川信一郎
- No. 17 高齢者の緑内障診療のポイント　編／山本哲也
- No. 18 Up to date 加齢黄斑変性　編／髙橋寛二
- No. 19 眼科外来標準検査 実践マニュアル　編／白木邦彦
- No. 20 網膜電図（ERG）を使いこなす　編／山本修一
- No. 21 屈折矯正 newest—保存療法と手術の比較—　編／根岸一乃

2015 年
- No. 22 眼症状から探る症候群　編／村田敏規
- No. 23 ポイント解説 眼鏡処方の実際　編／長谷部聡
- No. 24 眼科アレルギー診療　編／福島敦樹
- No. 25 斜視診療のコツ　編／佐藤美保
- No. 26 角膜移植術の最先端と適応　編／妹尾　正
- No. 27 流出路再建術の適応と比較　編／福地健郎
- No. 28 小児眼科診療のコツと注意点　編／東　範行
- No. 29 乱視の診療 update　編／林　研
- No. 30 眼科医のための心身医学　編／若倉雅登
- No. 31 ドライアイの多角的アプローチ　編／高橋　浩
- No. 32 眼循環と眼病変　編／池田恒彦
- No. 33 眼内レンズのポイントと合併症対策　編／清水公也

2016 年
- No. 34 眼底自発蛍光フル活用　編／安川　力
- No. 35 涙道診療 ABC　編／宮崎千歌
- No. 36 病的近視の治療 最前線　編／大野京子
- No. 37 見逃してはいけない ぶどう膜炎の診療ガイド　編／竹内　大
- No. 38 術後感染症対策マニュアル　編／鈴木　崇
- No. 39 網膜剝離の診療プラクティス　編／北岡　隆
- No. 40 発達障害者（児）の眼科診療　編／田淵昭雄
- No. 41 網膜硝子体疾患の薬物療法—どこまでできるか？—　編／岡田アナベルあやめ
- No. 42 眼科手術後再発への対応　編／石井　清
- No. 43 色覚異常の診療ガイド　編／市川一夫
- No. 44 眼科医のための救急マニュアル　編／高橋春男
- No. 45 How to 水晶体再建　編／鈴木久晴

2017 年
- No. 46 見えるわかる 細隙灯顕微鏡検査　編／山田昌和
- No. 47 眼科外来 日帰り手術の実際　編／竹内　忍
- No. 48 眼科における薬物療法パーフェクトガイド 増大　編／堀　裕一
- No. 49 クローズアップ！交通眼科　編／近藤寛之
- No. 50 眼科で見つける！全身疾患　編／平塚義宗
- No. 51 酸化ストレスと眼　編／大平明弘
- No. 52 初診外来担当医に知っておいてほしい眼窩疾患　編／野田実香
- No. 53 複視を診たらどうするか　編／加島陽二
- No. 54 実践 黄斑浮腫の診療　編／大谷倫裕
- No. 55 緑内障診療に役立つ検査ノウハウ　編／中野　匡
- No. 56 こんなときどうする 眼外傷　編／太田俊彦
- No. 57 臨床に直結する眼病理　編／小幡博人

各号の詳細は弊社ホームページでご覧いただけます。
➡ http://www.zenniti.com/

次号予告（2月号）

掲載広告一覧

三輪書店　30

角膜潰瘍の診かた・治しかた

編集企画／愛媛大学教授　白石　敦

【角膜潰瘍の診断】
- (1) 細隙灯顕微鏡による鑑別……………宇野　敏彦
- (2) 鑑別診断のための検査………………戸所　大輔

細菌性角膜潰瘍の治療……………………鳥山　浩二
真菌性角膜潰瘍の治療……………………佐々木香る
ヘルペス性角膜炎の治療…………………高村　悦子
周辺部角膜潰瘍の鑑別と治療……………相馬　剛至
マイボーム腺角膜症………………………鈴木　智
重症ドライアイの治療……………………角　　環
難治性アレルギー性角膜潰瘍……………庄司　純
難治性角膜潰瘍の診断と治療……………出口香穂里ほか

編集主幹：村上　晶　順天堂大学教授
　　　　　高橋　浩　日本医科大学教授

No. 58　編集企画：
枝川　宏　えだがわ眼科クリニック院長

Monthly Book OCULISTA　No. 58

2018年1月15日発行（毎月15日発行）
定価は表紙に表示してあります．
Printed in Japan

発行者　末定　広光
発行所　株式会社　全日本病院出版会
〒113-0033　東京都文京区本郷3丁目16番4号7階
　　　　　　電話 (03)5689-5989　Fax (03)5689-8030
　　　　　　郵便振替口座 00160-9-58753
印刷・製本　三報社印刷株式会社　電話 (03)3637-0005
広告取扱店　㈱メディカルブレーン　電話 (03)3814-5980

© ZEN・NIHONBYOIN・SHUPPANKAI, 2018

・本誌に掲載する著作物の複製権・翻訳権・上映権・譲渡権・公衆送信権（送信可能化権を含む）は株式会社全日本病院出版会が保有します．
・JCOPY＜(社)出版者著作権管理機構　委託出版物＞
本誌の無断複写は著作権法上での例外を除き禁じられています．複写される場合は，そのつど事前に，(社)出版者著作権管理機構（電話 03-3513-6969, FAX 03-3513-6979, e-mail: info@jcopy.or.jp）の許諾を得てください．
・本誌をスキャン，デジタルデータ化することは複製に当たり，著作権法上の例外を除き違法です．代行業者等の第三者に依頼して同行為をすることも認められておりません．